発達障害
子どもを診る医師に
知っておいてほしいこと

日常診療、乳幼児健診から対応まで

医学博士
平岩幹男 著

金原出版株式会社

目　次

はじめに　　子どもを診る医師にお願いしたいこと　……　1

- 発達障害という言葉　1
- 発達障害が疑われるきっかけ　2
- 子どもには個人差がある　3
- 子どもを診る医師にお願いしたいこと　4
- 「様子をみましょう」は使わない　5
- 疑い病名は一人歩きする　6
- 理解しようとすることから始まる　7
- 対応にはいくつかの原則があります　8

第1章　　**発達障害とは**　…………………………　9

- はじめに　9
- 発達障害者支援法　10
- 発達障害者支援法の内容　11
- 発達障害というあいまいな障害　13
- 操作的診断の問題点：ADHD　14
- 操作的診断の問題点：自閉症　15
- 知的障害を伴わない発達障害　17
- 発達障害の抱える問題　18
- なぜ問題になってきたか　20

- なぜ増加しているのか　21
- 発達障害の原因　24
- 診断では終わらない　27
- 診断ができる社会資源は多くはない　28
- 知能検査・発達検査のわな　31
- 保護者に疑いを伝える　32
- 障害の受容と告知　33
- 子どもへの告知とその受容　34

第2章　目指すゴール　……………………………… 36

- 何を目標とするか　36
- self-esteem を育てるということ　37
- 今だけのことを考えない　38

第3章　幼児期の自閉症をめぐって　……………… 40

- はじめに　40
- PDD か ASD か　40
- Kanner の自閉症とその後の展開　43
- 言葉の遅れ　46
- 非言語的コミュニケーションの問題　47
- 自閉症の早期スクリーニングと診断　49
- 自閉症の治療や療育とは　51
- 言語的コミュニケーションがみられないときの療育　52
- 言語的な対応がみられるようになってからの療育　57

- 療育の目的は Core から Category へ　60
- 障害を暖かく見守る？　61
- 個別療育と集団療育　62
- 療育を行わないとどうなるか　64
- 幼児期の自閉症の問題点　65

第4章　高機能自閉症をめぐって　67

- Asperger 症候群から高機能自閉症への流れ　67
- 高機能自閉症とは　69
- 非言語的コミュニケーションの問題　71
- 高機能自閉症：そのほかの特徴　72
- 第2の高機能自閉症　73
- 高機能自閉症はいつごろ診断される？　74
- 高機能自閉症の集中力　75
- 高機能自閉症からの移行と合併症　76
- 高機能自閉症の治療の基本　79
- 高機能自閉症の将来は？　80

第5章　ADHD をめぐって　83

- ADHD の歴史的経過　83
- ADHD の症状　84
- 多動型の ADHD はパワフル　85
- ADHD のパワーにどう対応するか　86
- ゲームなら集中できるのに　87

- ○ADHD からの移行　87
- ○ADHD の合併症・二次障害　89
- ○ADHD の薬物療法　91
- ○ADHD の将来は　92

第6章　学習障害　……………………………………… 94

- ○学習障害とは　94
- ○学習障害の診断時期　95
- ○学習障害への対応　97
- ○学習障害の補助ツール　99
- ○学習障害の将来　101

第7章　発達障害の抱える問題は年齢により異なる　… 102

- ○はじめに　102
- ○幼稚園・保育園の時期　102
- ○小学校入学の時期　103
- ○小学校のころ　104
- ○中学校・高校のころ　107
- ○成人になってから　108
- ○社会で暮らしていくためには　110
- ○将来を考える　110

第8章　乳幼児健診をめぐって ……………………… 113

- 乳幼児健診の法的根拠　113
- 1歳6か月ころの子ども　114
- 1歳6か月では発達が質的に変化　115
- 1歳6か月の言葉　116
- 1歳6か月健診と発達障害　117
- 3歳ころの子ども　118
- 3歳では発達が社会的に変化　118
- 3歳児における「扱いにくさ」　119
- 3歳児健診と発達障害　120
- 5歳児健診　121
- 5歳児健診のデザイン　122
- 発達障害はいつ診断されるか，5歳児健診は適当な時期か　124
- 就学時健診と就学指導　126
- 就学前に発見された発達障害への継続支援，事前協議　130
- 事前協議においての確認事項　131

第9章　発達障害でしばしば用いられる薬剤について ……… 133

- はじめに　133
- Methylphenidate　133
- Atomoxetine　136
- SSRI：selective serotonin reuptake inhibitors　137
- Risperidone リスパダール®　139
- その他の薬剤　141

| 第 10 章　外来でできること，実際の対応の方法 ………… 142

　　○はじめに　142
　　○基本はスモールステップ　143
　　○予定・決まりごとは守る　144
　　○目をみる　146
　　○耳から入る情報よりは目から入る情報　147
　　○手をもって小さな世界をつくる　150
　　○タイムアウト　151
　　○声かけの基本　153
　　○褒めること，叱ること　153
　　○話しはじめた時，説明の時　157
　　○感覚過敏の問題　160
　　○社会生活訓練（SST）　162
　　○あいさつ　163
　　○シールを使う　164
　　○カレンダーでチェックをする　165
　　○チェックシートを使う　166
　　○3行日記　166
　　○こんなときどうする　169
　　○片付けられない　170
　　○SSTで大切なこと　171

| あとがき　……………………………………………………　172

　　○参考図書・参考論文　174
　　○資料　診断基準　178

はじめに
子どもを診る医師にお願いしたいこと

 発達障害という言葉

「発達」という言葉も「障害」という言葉も，昔からあるわけですが，これら2つの単語を組み合わせて「発達障害」という表現になるとわかりにくくなります．最近話題になっている発達障害は，第2章で触れます発達障害者支援法にもあるように，自閉症や注意欠陥多動性障害（ADHD），学習障害などを含む一群の障害として定義づけられていますが，この発達障害という言葉には，まだ40年あまりの歴史しかありません．

発達障害は，英語では「developmental disability」ですが，この言葉が最初にアメリカで出たのはケネディ大統領時代，ちょうど東京オリンピックの頃でした．主として知的障害者，あるいはそれに類する障害を「発達障害」と位置づけ，支援をしようという枠組みが作られました．すなわち発達障害の根幹は知的障害（当時はわが国では精神薄弱）とされていました．

実際，わが国でも日本精神薄弱研究協会が1970年代から開かれていましたが，精神薄弱という用語が差別的であるという批判もあり，1992年に発達障害学会と名称が変わりました．その後1998年に「精神薄弱の用語の整理のための関係法律の一部を改正する法律」が作られ，ここにきてようやく法律的にも「知的障害」という用語で統一されました．この流れでわかるように，この学会では当初から知的障害を中心として

研究や検討を進めてきたという経緯がありますから，以前は発達障害という言葉は，知的障害を意味していました．

しかし現在広く考えられている発達障害では知的障害というよりは，むしろ行動やコミュニケーションの障害が中心となっており，自閉症ではしばしば知的障害を伴いますが，ADHDや学習障害などのその他の発達障害では，知的能力や基本的な社会生活能力には著しい困難を伴いません．

こういった歴史的な経過と，現在の法律に代表される考え方の違いが，発達障害という用語における誤解を招きやすくなっていることも事実です．本書は現在考えられている発達障害についてまとめました．多くは知的障害を伴っていませんが，自閉症については知的障害を伴うこともあるために第3章に独立して療育を含めてまとめました．

発達障害が疑われるきっかけ

▷言葉が出ない
▷友だちができない，友だちと遊べない
▷じっとしていられない，落ち着きがない
▷しゃべりはじめると止まらない
▷よく物をなくす，集中できない
▷自分の世界に入ってしまう

発達障害を疑うきっかけになる症状にはいろいろありますが，幼児期には上の表のような症状がよく見られ，しばしば保護者からも相談を受けます．

もちろん，こういった子どもたちは昔からいたわけですし，急に今出てきたわけではありません．わが国では，一部の知的障害を除いては，長い間，育て方が悪い，家庭環境が悪い，あるいは性格，気質である．

場合によっては個性であるといわれて，障害とは考えられてこなかったという経緯がありますが，この10～15年で広く知られるようになってきました．そして治療や対応，一部には薬物療法もありますが，主として対応によって改善するということが明らかになってきました．できればきちんと診断をして，そして対応することが重要です．

子どもには個人差がある

▷幼児期には体の大きさも発達も個人差が大きい
　→大きい子も小さい子も，早く歩く子も遅い子も
▷正常範囲かどうかの判定はしばしば簡単ではない
　→自然によくなることもあるが，社会生活の困難があれば対応が必要
▷従来の身体的，知的発達の評価に加えて社会的発達も評価の対象に
　→対人関係や集団での対応が問題視されることが増えてきた
▷ひと通り発達がそろってくる6～7歳に小学校に入る
　→国際的にもこれは同じ
　→この年齢になると危険なことがわかるようになる

　幼児期には個人差が大きいので，発達障害を診断すること自体が困難な場合も少なくありません．世界各国6～7歳で小学校に入るようになっているのは，この時期になると子どもたちの発達が揃ってくることからだといわれています．もう一つ，6～7歳という年齢になると，危険がわかる，あるいは予知できるということがあげられます．たとえば道路に飛び出したときに車が来ないか，あるいは火をつけたら火事になる，こうしたことが6～7歳になるとわかってくるということもあって，この時期に集団での初等教育を開始するわけです．

　ということは6歳までの発達は同じようで同じではありませんから，いろいろなパターンがあります．もちろん早く歩き出す子もいれば遅い

子もいますし，早くしゃべり出す子もいればそうでない子どもたちもいます．発達はご存知のように，ある一定の範囲内でその能力を獲得すればよいわけですから，早く歩き出したからといって，大人になって歩くのがうまいわけではありませんし，早くしゃべり出したからといって，大人になってしゃべるのが上手になるというわけではありません．

　ですが，やはりここで正常か遅れかの判断，あるいは正常範囲かそれ以外に遅れているかということについての判断も，当然ながら必要になってきます．たとえば2歳になって歩かなければ，3歳になって話さなければ，これは何らかの対応が必要だということになります．

　従来の発達の考え方には，身長・体重の増加が中心になる身体的な発達，そして言葉を始めとする精神的な発達の2点が重視されてきました．最近ではこれらに加えて社会的な発達，すなわちコミュニケーション能力，あるいは対人関係能力なども重視するようになってきました．この社会的な発達での問題が発達障害につながってきます．

子どもを診る医師にお願いしたいこと

　発達障害の詳細や対応については追々お話しいたしますが，普段，子どもたちをみている先生方にお願いしたいことがいくつかあります．発達障害は確かに，特殊な対応を要する領域の障害ではありますが，しかし専門の医療機関，療育機関に通っている場合でも，こうした施設が手近に少ないこともあり，たとえば予防接種や風邪，腹痛などの場合には近くのかかりつけの小児科を受診することになります．また耳鼻科的な問題，眼科的な問題，歯科的な問題などではそれぞれ耳鼻科医，眼科医，歯科医などを受診することになります．実際にはその時にスムースに診察ができないこともよくあります．そこで喉を見せられるようになってから連れてきてください，じっと椅子に座っていられるようになってから連れてきてくださいというような指示では，いつまでたっても適切な

治療行為を行うことができない事態にもつながりかねません．すべてがうまくいくわけではありませんが，そうしたときの医師やコメディカルの対応ひとつで，診察がスムースにもなれば，怒鳴ってもうまくいかないというようなことにもなります．日常診療や乳幼児健診などを含めて，まだ診断のついていない発達障害を抱えた子どもたちに接することもあります．ですから小児科を含めて子どもを診ておられる先生方に発達障害についてある程度理解をしていただくことは，発達障害を抱える子どもたちにとっても大変ありがたいことでし，日常診療の場でも役立つと考えています．

「様子をみましょう」は使わない

▷様子をみましょう，あるいはこの子の個性とはいわないでほしい
　→社会生活に困難があれば対応する必要があります
　→様子をみているうちに子どもたちはすぐに大きくなっていきます
　→個性は社会生活には困難をきたしません．その中で活かされるものです

　医療機関では，先ほどあげたような症状を保護者が述べたときの対応として，しばしば「様子をみましょう」，あるいは「この子の個性」という表現で対応される場合があります．「様子をみましょう」という表現は，私は基本的には外来では使いません．様子をみているうちに子どもたちは大きくなっていきます．療育や対応には適した時期がありますので，様子をみているうちにその時期を逃してしまうかもしれません．医療機関では私も含めて受診されたときがスタートではありますが，社会的困難を抱え，そして二次障害まで起こしてから受診する子どもたちに接していると，「もっと早ければ」と感じることは少なくありません．「個性」とは，社会性を保ち，社会で生きていけるという最低限の条件を満たした中で発揮されるものです．したがって，やはり社会生活を送る

こと自体に困難を抱えている場合にはそれを「個性」や「特性」という表現で片付けるわけにはいかないと思います．私の感じていることは「様子をみる」「この子の個性」「この子の特性」という表現での対応は，基本的には適切な対応の遅れにつながると思います．これは医療機関だけではなく，家庭にも，幼稚園・保育園にも学校にも同じようにあてはまることです．

疑い病名は一人歩きする

▷安易に疑い病名をつけないでください
　→診断名はしばしば一人歩きします
　→いつの間にか「疑い」が診断に変わっていることもあります
　→病名を聞くと，多くの保護者はインターネットなどで調べます
　→そこには多くの不適切な情報もあふれています

　一方，たとえば自閉症や ADHD などの障害名を気軽に出されている医療機関もあります．確かに疑ったときに疑っていることを告げることは，悪いことではありませんが，告げられた保護者の頭の中には「疑い」という言葉がはずれて「障害」だけが残っていることが少なくありません．そしてインターネットなどで調べたりするうちに徐々に絶望感に襲われたり，やる気をなくしてしまうようなこともあります．それは発達障害に対する対応や療育がわが国では医療関係者，教育関係者も含めて，十分には知られていないことも影響していると思われます．ですから対応の部分を語らずに疑い病名が一人歩きすることがあるわけです．たとえて言えば，「がん」の疑いがあると患者さんに告げて，何もしなかったら患者さんは精神的にもまいってしまうかもしれません．それと同じような状況だと考えています．診断名がしばしば一人歩きしてしまい，保護者が困り果てたり，精神的にまいってしまったりする状況にも何度も出

会ってきました.

その一つの理由としては,後ほどお話ししますが,まだまだ発達障害のグループの疾患が,かなりあいまいな概念であるということもあります.そして発達障害を適切に診断するための医療機関,あるいは教育機関も含めて,非常に少ない,すなわち社会資源が乏しいという問題もあります.さらにその後,適切な対応や必要なトレーニングをするというところになりますと,もっと少ないという状況にあり,そしてどのような対応方法があるかということも十分には知られていないわけです.

理解しようとすることから始まる

▷発達障害はどこにでもある障害の一つです
▷しばしば理解には時間がかかりますが,理解しようとすることで子どもたちともうまくいくチャンスが増えます

もし私が発達障害を本当に理解しているかと聞かれたら,多分答えはNOですが,いつも理解しようとは考えていますし,そのために努力もしているつもりです.さまざまな困難を抱えている子どもたちや大人たちを診ていると,その困難さをどうやって解決しようかと考えることになります.しかしなぜその困難を抱えているのかを理解しなければ,適切な対応はなかなか思いつきません.理解できなければその時の「困難」に対応できないばかりか,将来への道筋もつくることができません.しかし自分にとって理解できない状況が続いていれば,私にとっても,患者さんにとっても「気まずい」時間が流れていきます.

しかし理解したとはいえなくても,私が理解しようとしていることが患者さんにもわかると,そこからどうやって一緒に考えていき,対応していくかという流れが少しずつ始まってきます.おそらくこれは発達障害に限らずすべての患者さんに対してもいえることだとは思うのですが,

発達障害を抱えている場合にはコミュニケーションを上手にあるいは落ち着いて取ることが困難なことも少なくないので，気をつけるようにしています．

対応にはいくつかの原則があります

▷発達障害を抱える子どもにはしてよいが，それ以外の子どもたちにはしてはいけないことはありません
▷原則を応用することで，それ以外の子どもたちとも仲良くなれます

　現在のところ発達障害は原因も明らかではありませんし，症状や障害が出る前に早期発見する方法もありません．ですから発達障害への基本的対応も，症状や障害による困難を受容的に受け止め，どのように発達の促進を図るかということになります．その意味では発達障害に対する特異的な治療法（発達障害に対してのみ行ってもよいこと）は，ADHDに対しての薬物療法など一部を除いてありません．現在の対応は，すべての子どもに対して「してもよいこと」を，発達障害を抱える子どもたちに注意深く行うことが中心です．それでも効果はみられます．
　もちろん発達障害を抱えた方たちを，基本的には専門機関でフォローしていても，予防接種や感染症に罹ったときなどには，かかりつけの先生に診ていただくことになります．私はご希望があれば診断名や基本的な対応についての簡単なお手紙をなるべく書くようにしていますが，子どもを診る医師には発達障害について知っておいていただきたいと考えています．それによって通常の受診もよりスムースになるだろうと思いますし，子どもたちにとっての幸せにもつながるのだろうと思います．その願いもあって本書をまとめることにしました．

第1章
発達障害とは

 はじめに

　はじめにお話ししたように，発達障害の概念も1960年代と現在では異なってきています．本質として発達障害が何なのか．後述の発達障害者支援法でもそうですが，多くの定義はその中に含まれる障害の羅列です．それでは本質はみえてきません．

　私は「発達の過程で明らかになる行動やコミュニケーション，社会適応の障害で，根本的な治療は現在ではありませんが，適切な対応により社会生活上の困難は軽減される障害」と考えています．また発達障害を抱えている場合には「障害」の部分だけではなく，「障害特性」が「才能」となって将来を支えていくことも少なくありません．この部分については第7章でもお話しします．

　発達障害を「発達の偏り」として扱っている場合もあります．しかしどんな発達にも偏りはありますし，偏りの程度によって判断するよりは，対応の面からも抱えている困難さを中心として考えたほうがわかりやすいと考えています．

　軽度発達障害という表現が一時期流行しました．2007年まで，厚生労働省は「発達障害」という用語を，文部科学省を中心とした教育の世界では「軽度発達障害」という表現が使われていましたが，現在は「発達障害」という表現で統一されています．軽度を上につけたのは，重度の心身障害に比べれば軽度であるということと，従来の概念と区別すると

いう意味合いもあったのだと理解していますが，軽度とついていても社会的困難が必ずしも軽いわけでもなく，またそのうちに治るというわけでもありません．

発達障害者支援法

▷平成 17 年 4 月 1 日に施行，現在見直しを検討中
▷発達障害を知ってもらうためには役立っている
▷どのようにサービスを提供するかというサービス法ではなく理念法
▷ここでの定義（第 2 条）は，疾患定義であり，病態定義ではない

　平成 17 年 4 月 1 日に発達障害者支援法が施行されました．この中で発達障害の定義が第 2 条にあります．そこには「自閉症，Asperger 症候群とその他の広汎性発達障害（これは自閉症グループ全体をいうわけです），学習障害，注意欠陥・多動性障害（ADHD），その他これに類する脳機能の障害であって，その症状が通常低年齢において発現するもの」と定義されています．先にもお話ししましたように，これは疾患定義であって，発達障害の質的な定義ではありません．そして，その症状が通常低年齢，おおむね 7 歳以下において発現するとはなっていますが，発現するということと診断できるということは異なりますし，社会生活上の困難を抱えなければ診断には至らない場合が多く，知的障害を伴わない場合には，正確に診断を行うことはしばしば困難を伴います．たとえば Asperger 症候群（現在では高機能自閉症と呼ばれることが多くなったので本書でもそのように扱っていますが）では知能指数が 120 を超えていることも珍しくはありません．知的なレベルが高い場合には困難さがなかなか表に出てこない場合もあり，対人関係などでいき詰ってから中学生以降にようやく受診，診断にいたる場合もあります．

発達障害者支援法の内容

▷ 国および地方公共団体（都道府県，市町村）の責務
　→発達障害の症状の発現後に早期に発達支援を行う
▷ 市町村の責務
　→乳幼児健康診断，学校健診などで早期発見に努める
　→発見した場合には適切な支援を行う
▷ 教育の責務
　→発達障害児が年齢，能力，障害の状態に応じて適切な教育支援，支援体制の整備を行う

　この法律の中には，国及び地方公共団体の責務として，発達障害の発現後に，早期に発達支援を行うということがあげられています．これには就学前，学校，あるいは就労ということも書かれています．そのため多くの都道府県や政令指定都市では，発達障害者支援センターができました．これらのセンターでは，熱心に発達障害に対応するための仕事をしていますが，常勤の医師がいないために診断が適切にされない場合や，十分なスタッフが配置されていないために相談や対応に苦慮している場合も少なくないようです．また地域サービスという観点から見ても広域を1カ所のセンターでカバーすることは難しいという問題点もあります．しかしそのようなシステムが開始されたことには今後の発展も考えれば大きな意義があると思われます．

　市町村の責務としては，乳幼児健康診断，学校健診で早期発見に努め，発見した場合には適切な支援を行うということが書かれています．従来の1歳6か月健診や3歳児健診など母子保健法に定められた乳幼児健康診断ではなかなか診断がつかないために，最近では5歳児健診が話題になっています．（第8章参照）

　学校健診については，多くの学校医の先生方は，年に何度も学校に行

かれて，子どもたちを診ておられます．しかしながら今までの学校健診では，子どもの喉をみて，聴診して，そしてアレルギーその他の健康状態など身体的なチェックが中心でした．たとえば子どもの対人関係能力，コミュニケーション能力などを評価するために，子どもを数人のグループで遊ばせてみたり，あるいは会話をさせてみてその状況を観察したりするというようなことはあまり行われていませんでした．現在の学校健診については，就学時健診の診察も含めて，まだまだ発達障害児を適切に発見するためには十分な健診にはなっていないと考えられます．

　教育の面では，発達障害児には年齢，能力，障害の状態に応じて適切な教育支援，支援体制の整備を行うということがあげられています．これが特別支援教育という流れにつながってきています．（第8章参照）．

　いずれにしろ，平成17年にこの法律ができたことによって，発達障害についての理解が広がってきたことは事実です．この法律は3年経過後に見直すということになっていますので，執筆時点では見直しの作業が始まっています．

　この法律とは別に，障害者自立支援法という法律があります．知的・精神・身体の障害はそれぞれ療育手帳が発行されますので，この法律は3つの障害に対してどのようにサービスしていくかという，サービス法です．障害者の個人負担の面も含めて議論の多い法律ですが，ここでは詳細については触れません．

　一方，発達障害者支援法は理念法，すなわち「このように考えましょう」という法律ですから，実際にどのようなサービスを行うかというサービス法ではありません．現在は，発達障害は障害者自立支援法で定義されている障害には入っていません．そのために，発達障害者は現在の状況では，子どもであれ大人であれ，障害者手帳の取得をしたり，あるいは障害者支援のサービスを有効に受けたりすることが難しい状況にあります．

　これらの現状を踏まえて，社会保障審議会の障害者部会では議論が続

けられ，さまざまな障害者団体を含めて現状の評価や，パブリックコメントの募集も行われてきました．その結果，2008年に障害者自立支援法の知的・精神・身体の3障害に発達障害を加えるべきであるという答申が出され，それに基づいて障害者自立支援法の改正案が2009年3月に国会で上程されましたが，解散のため廃案になりました．現在は，精神，身体の障害についてはそれぞれの指定医，知的障害については精神保健の指定医あるいは児童相談所などの嘱託医によって判定されていますが，発達障害の判定基準についてはまだ明らかではありません．しかしこのような流れができつつあることから，発達障害にも，障害者手帳の取得を含めて，社会的な対応の面での変化が出てくるのではないかと考えられます．

発達障害というあいまいな障害

▷診断できるようになってからの年月が浅い
▷取り上げられ方も変わってきた
▷病態定義には衆目の一致するものがない
▷それでも対応が必要な人は増加している
▷医学的な対応だけでは社会的困難は解決できない

最初のところでもお話ししましたが，現在の発達障害は比較的新しい概念ですから，成熟した概念とはいえません．あいまいな障害という見方もあります．もちろん対応が必要な人たちはたくさんいて，しかも数が増えていると考えられていて，医学的対応をするだけでは限界があることもわかってきました．教育や福祉などさまざまな分野の連携が必要になっています．

操作的診断の問題点：ADHD

▷ Core　　　　診断基準を満たす症状があり，それによる社会生活上の困難を抱える

▷ Grey zone　　症状は基準を満たすが社会生活上の困難が少ない．
　　　　　　　社会生活上の困難はあるが症状は診断基準を満たさない

▷ Category　　診断基準を満たすだけの症状はなく，社会生活上の困難も明らかではない

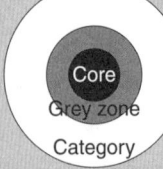

◎Core
7/9 社会的困難あり
◎Grey zone
6/9 少し社会的困難あり
◎Category
4/9 社会的困難なし

　たとえば ADHD の診断を考えてみますと，不注意型の場合には9個の診断基準のうち6個以上があり，そして社会的困難を伴っており，それは6か月以上続いて，おおむね7歳以下で症状が出てきていれば ADHD と診断されるわけです．これを中心群と考えますと，たとえば9個のうち7症状があり，社会的困難があれば Core になります．

　しかしながら，これだけですべて説明できるわけではありません．その周辺に Grey zone という領域があります．たとえば9個のうち5個しか症状がないけれども，社会的困難がある場合や，逆に9個のうち6個の症状があるけれども，社会的困難がないという，診断基準はみたさない群です．さらにその外側に Category があり，ここには ADHD の部分症状をもつけれども，社会的困難はないという群になります．

　ADHD と診断された場合の症状が，たとえば大人になるまでにすべて消えてしまう，あるいは薬で完全に消えてしまうことはありません．ですから Core と判定された患者さんをどうやって社会生活上の困難のない Category にまで移動させていくかということが，治療や対応での中心になります．しばしば逆に Category から Grey zone に戻ったり，Core まで戻ったりすることもありますが，そのような場合にはまた対応をじっ

くりと考えます．

　この Core, Grey zone と Category の構造は発達障害を考える上でも，非常に大切だと思います．現実には，しばしば Grey zone の子どもたちが Core と判定されてしまうこともあります．Core の部分である社会的困難さが過小評価されますと，Grey zone や Category と判断されてしまう場合もあることには注意が必要だと思います．

　さらに遺伝的な問題を考えるときに，この Core と Grey zone と Category という考え方は大切です．たとえば子どもが ADHD の Core という診断を受けたとして，保護者にも同じような症状がある場合もあります．しかしながら保護者は普通に社会生活を送っており，社会生活上の困難は明らかではないので，ADHD という診断にはなりません．ですから保護者は Grey zone や Category であって，子どもが Core であるという場合にもしばしば遭遇します．そのような見方で家族背景を考えることも，家族全体での対応を考えたり，子どもへの対応を考えたりするためにも必要な場合があります．

操作的診断の問題点：自閉症

▷DSM-Ⅳ-TR でも ICD-10 でも 2 歳の自閉症の診断は困難
　→ほとんどは知的な遅れと診断されるかあるいは診断されない
▷M-CHAT などでは，疑いはもつことができるがあくまで疑い
▷結局，幼児早期の診断は経験による部分が大きい
　→視線が合わない，常同行動がある，指示に従わない，クレーン現象がある，感覚過敏がある，表情の変化が少ない，協調運動がうまくできない，などの症状から総合的に判断される
▷しばしば疑いですまされ，対応に結びつかない

操作的診断にはいろいろな問題があります．操作的診断は DSM-Ⅳ-TR，

アメリカ精神医学協会による診断基準です．WHO による ICD-10 でも，部分的に似たような形になります．DSM-Ⅳ-TR を使って2歳の自閉症と診断できるかといいますと，これは非常に困難です．社会性の問題あるいはコミュニケーションの問題は，2歳ではなかなかはっきりしません．しかし4〜5歳になればはっきりし，診断も可能になります．ですから DSM-Ⅳ-TR の診断基準（巻末資料）を使って2歳の自閉症の診断ができるかというと，ほとんどその時点では「知的な遅れ」と診断されることはあっても，自閉症という診断はなかなかできません．

　しかしながら，日常臨床上は2歳でもかなりの子どもたちで診断可能です．もちろん言葉の遅れがある場合が中心です．言葉の遅れが全くない自閉症が2歳で診断できるかといわれますと，これは非常に難しいと思っています．言葉の遅れがある場合には，たとえば常同行動（ぴょんぴょん飛び跳ねる，あるいは手をたたく，あるいは頭を打ちつけるといったように，特定の行動を繰り返すが，その行動が何を目的としているかが周辺からは理解できない），クレーン現象（物が欲しいときに，言葉によるコミュニケーションができないので，主に母親の手をとって，たとえばジュースが欲しければ冷蔵庫のほうに誘導するといった現象），視線が合わない，表情の変化が少ない，泣き始めると止まらない，それから感覚過敏などもしばしば自閉症の診断あるいは疑いのきっかけになります．感覚過敏は触覚過敏の場合もありますし，聴覚，音に対する過敏もしばしばみられます．さらに歩くけれども転びやすい，奇妙な歩き方をする，つま先歩きをするなど協調運動に問題がある場合も診断の助けになります．たとえば2歳のときであれば後述の M-CHAT のような検査で疑うことも可能なわけですし，変だなと思ったときにはこうした検査も日常診療では役に立つように思います．しかし個人的な考えとしては，スクリーニング紙で疑うのではなくて，そのお子さんを丁寧に診ることによって，自閉症特性がよくみえてくるような気がしています．

知的障害を伴わない発達障害

▷ADHD（Attention deficit/hyperactivity disorder：注意欠陥・多動性障害）
▷高機能自閉症（Asperger 症候群，障害を含める）
▷学習障害
▷その他の特殊なコミュニケーション障害
▷子どもたちの 4～6％を占めるとも

　知的障害を伴わない発達障害には表に示したような障害が含まれます．自閉症については知的障害を伴うグループから，知的に高いレベルまでさまざまですので，後でまとめますが，とりあえず対応の面での共通点が多いことから，知的障害を伴わない発達障害について触れます．

　まず ADHD（Attention deficit/hyperactivity disorder：注意欠陥・多動性障害）があります．その次に高機能自閉症（高機能とは知的障害がないという意味）があります．従来の Asperger 症候群，Asperger 障害と呼ばれてきた群がほぼこれに相当します．

　3 番目に学習障害があります．学習障害は読み・書き・算数の障害がアメリカの診断基準にはありますが，実際にわが国の場合では，それ以外にも多彩な学習障害があります．ひらがなとカタカナは読み書きできるが漢字は読み書きができない，漢字だけではなくて図形がうまく読み込めないなどのいろいろな障害があります．算数障害にはしばしば空間認知の障害を伴うこともあります．

　その他にも，特殊型のコミュニケーション障害として，たとえばトゥレット障害なども発達障害に含めている場合もあります．

　文部科学省が以前に小学校で行った調査では，子どもたちの 4.2～6.3％を占めていると報告されましたが，主に症状からみているわけで，最初にお話ししたように社会生活上の困難さの判断を的確にしているとはいいがたいように感じています．実際に数年前ですが，私がある小学校で

調査したところでは，社会的困難を抱えていて，何らかの介入が必要な発達障害が疑われる児童は 2〜3% 程度でした．

 発達障害の抱える問題

▷学童期以降，共通しているのは self-esteem の問題
▷ADHD では自己コントロールやノイズの処理の問題
▷高機能自閉症では非言語的コミュニケーション，感情の授受や共有の問題
▷学習障害では，症状に相応する脳機能の障害
▷これらはしばしば合併する

　発達障害の場合に，子どもたちから大人たちまで多くの発達障害の方たちを拝見していますと，共通している問題は自己肯定感（self-esteem）が低くなることです．これは症状や社会生活上の困難に適切に対応されない状況が続くうちに，自分に自信がもてなくなる．そして自分を大切に思わなくなるというような self-esteem の低下が障害の種類を問わず出てきます．この低下をどうやって防ぐかということが，実は対応の面では一番大きなテーマになります．

　もちろんその他に，ADHD では自己コントロールの障害があります．「あれをしなさい」「これをしなさい」といわれたときに，それにうまく適応できない．だけれども自分の好きなことはする．そうするとしばしば「わがままだ」といわれるわけです．自己コントロールというのは，それが必要で実行すべきことであるかどうかの判断も含めて自分の中できちんと位置づけられることが必要になってきますので，そこの位置づけがうまくできないために課題がこなせないという状況が，しばしば起きます．

　普通私たちは自然に，何も考えずに外から入ってくる情報を，大切な情報と不必要なノイズに分けていますが，ADHD を抱えた子どもたち，

大人たちの場合には，ノイズかそうでないかということを見分けることが難しくなっています．たとえば話を聞いているとき，外を救急車が通ると救急車の音に気をとられても，普通はすぐに話に戻ってくることができますが，ADHDの子どもたちの場合には，救急車に注意がいくと，「どこにいくのだろう，誰を乗せているのだろう，どんな病気なのだろう」と次々と考えてしまって，そして話に戻ってくることがすぐにはできません．ですから，たとえばそれが授業中であれば，15～20分も授業を聞いていませんから，そのために学業的な困難も起こることがよくあります．

　知的に障害のない高機能自閉症では，中心になるのは非言語的なコミュニケーションの障害であると考えています．もっとつきつめていえば感情の授受，すなわち感情を表現する，あるいは感情を受け取る，あるいは感情を共有するという，感情の授受と共有の障害が，実は根底にあるのではないかと私は考えています．

　コミュニケーションは，言葉による言語的なコミュニケーションと，言葉によらない非言語的なコミュニケーションがあります．言葉によるコミュニケーションは話す，聞く，読む，書くことが中心になってきます．もちろん言語は何かを伝えるため，あるいは受け取るための手段の一つですから，言語的なコミュニケーションはそこまでですが，実際には非言語的なコミュニケーションという部分が対人関係では大きな位置を占めます．たとえば相手の目をみる，視線を合わせる，表情を読み取る，場面の雰囲気を読み取るなどです．ですから高機能自閉症を抱えた子どもたち，大人たちは，話をすることはできても，会話に関しては苦手な方たちが多いわけです．相手の目をみながら，あるいは相手の表情をみながら，その場の状況に応じて会話の内容を変えていくという，普通にはごく自然にできることが，高機能自閉症を抱えている場合には，しばしできないので，そのために社会的困難さを抱えるということも，しばしばみられます．

学習障害は，読み・書き・算数を中心とする障害であり，それぞれの症状に応じた特定の高次脳機能の障害であろうといわれております．

　覚えておいていただきたいことは，ADHDにせよ，高機能自閉症にせよ，学習障害にせよ，それぞれ別の疾患として位置づけられていますが，これらはしばしば合併しています．特に高機能自閉症とADHDの不注意型の症状の合併にはしばしば遭遇します．自閉症には本質的な部分で注意障害の部分がある（何かにこだわったり，集中していたりすると周りがみえなくなり，注意が届かなくなる）ので，不注意型のADHDと区別することはしばしば困難ですが，高機能自閉症の患者さんでは経験上30％程度は不注意型のADHDを合併しています．ADHDと学習障害，特に読字障害が合併する場合もあります．ADHDの場合には不注意の症状がみられることが多いので，字を読むときに，たとえば行を飛ばす，行がずれるという症状があった場合，それは不注意のせいなのか，それとも読字障害のせいなのかということを見分けるのは決して簡単ではありませんが，これらの合併もしばしばみられます．高機能自閉症，ADHD，学習障害のすべてを抱えている場合もあります．

なぜ問題になってきたか

▷従来の学籍の区分は，通常学級，特別支援学級，特別支援学校の3区分
▷これらは身体障害・視聴覚障害を除いて主に知的レベルで判定されていた
▷しかし知的な障害がないにも関わらず学校で「うまくいかない」子どもたちがいる
▷しかもその数は増加している
▷対応により，学級崩壊に至ることもある

　従来の学籍の区分けは，特に小学校では通常学級（いわゆる普通の学級），そして特別支援学級（以前は特殊学級），それに特別支援学校（以

前は養護学校），この3区分になっています．従来のこの3区分は，身体障害，視聴覚障害を除いては，知的レベル（IQ）を中心として分けられてきました．かなり大雑把ないい方をしますと，通常学級がIQ80〜85から上，50以下が特別支援学校で，その間が特別支援学級ということになります．しかし6歳児の知能レベルを正確に判定するというのは困難ですし，どのような方法を用いたとしてもIQの±5程度の誤差は常に存在しますので，これらの判定は必ずしもあてになりません．いわんや丁寧な知能検査ではなく，就学時健診と必要に応じた二次検査だけで3区分の判定を行っているところが大部分ですから，実際の知的レベルに比べて高い学級に在籍している（軽度の知的障害が見逃されている）ことも稀ではありません．

しかしながら，こういった区分はともかくとして，知的障害がないにも関わらず，学校でうまくいかない子どもたちが少なからず存在するということが明らかになってきました．そして最近10〜20年の間に，その数が増加しているということも，問題になってきました．しかも私も何件か経験しましたが，そういう子どもたちがいる学級に上手に対応しないと，学級崩壊が起こったり，あるいは学年自体が混乱してしまったりということが起きてきます．それが社会的な問題にまで発展したわけです．今までは小学校での問題が中心でしたが，現実には幼稚園や保育園でも問題が起きる場合がありますし，中学校以上でも集団の場では対応が必要な状況がしばしばみられます．

なぜ増加しているのか

▷国際的に増加しているが，はっきりした原因は明らかではない
▷遺伝子だけでも説明できない
▷もっとも大きな原因は「診断できる」ようになったこと
▷環境因子や後天的な因子についても明らかではない

▷子どもについての価値基準が変わってきたことも影響している
▷社会全体のコミュニケーション能力の低下も関連？

　わが国だけではなく，海外の報告をみても，明らかに増加していると考えられています．まず遺伝の問題ですが，遺伝子については，毎年多くの論文が出ており，疑わしい遺伝子もありますが，ADHDであれ自閉症であれ，すべてを説明するものはありません．これはCoreからCategoryまで病態が広い範囲にわたっていることも関係していると考えています．将来的には，ある程度の部分が遺伝子で説明できるかもしれませんが，遺伝子だけでは，これだけ増えてきているという現実を解明することは難しいように思います．

　もっとも大きな問題は，診断基準ができて診断されるようになったということだろうと考えています．たとえば社会不安障害（Social Anxiety Disorder：SAD）は，わが国ではひきこもりなどが入ります．20年ほど前にアメリカの医師と話したときに，「アメリカにはひきこもりはいないから，社会不安障害はいない」ということでしたが，その後，社会不安障害の診断基準ができてみると，アメリカでもある州では6〜8％が社会不安障害と診断されたという報告が出ました．高機能自閉症も20年前ではおそらく診断ができなかったように思いますが，診断基準ができましたので，今では診断が可能になりました．このように診断基準ができて診断されるようになったということが，大きいと思います．

　そして子どもについての価値基準が変わったということも大きな問題です．コミュニケーションや行動の問題は，社会背景によって判断される部分が非常に大きく，わが国でも江戸時代と現在では違います．たとえば30年ぐらい前までは「元気で活発な子ども」が良い子の基準でした．最近30年間，特にこの10年間，良い子の基準が「おとなしくてよくいうことを聞く子」へと変わってきたように感じています．そのため

に，少し元気がよすぎる，少し暴れてしまうような子どもたちは，「ADHDだ」と診断をされてしまいかねない状況です．ですから「おとなしくて」ということを中心にしますと，ADHD は過剰診断されますし，自分の世界に入ってしまって，あまり周辺との関わりをもたない高機能自閉症の子どもたちは，過小診断をされるということがあるのかもしれません．

　そしてこれは，医学というよりは社会学的な見方ですが，コミュニケーション能力が社会全体として低下してきているという説もあります．この代表がキレるという現象です．大人も子どもも非常にキレやすくなっています．キレるということは，冷静なコミュニケーション能力を発揮することができなくなり，感情のままに言動を行うことですから，これは言語的なコミュニケーション能力，非言語的なコミュニケーション能力ともに低下している結果かもしれません．これは双方向のコミュニケーションから単方向のコミュニケーションとしてのテレビやビデオの普及という問題もありますし，それから個人情報ツールとしてのパソコンや音楽プレーヤーなどによって，他人と会話をするチャンスが減っているということも関連しているように感じています．

　一つの例をあげますと，今から 20～30 年前には，中学生が一人で小児科の外来を受診して，自分の病状を正確に述べるということは決して珍しくありませんでした．しかしながら，最近の外来でしばしば経験することですが，中学生が外来にやってきて，そして「どうしたの？　じゃあ，それはいつから？」というような質問をしても，本人は全く答えないで，ついてきた母親が全部代弁してしまうということが，しばしば見受けられます．このように子どもたちを含めてコミュニケーション能力が全体に低下している．その中で特にコミュニケーション能力により問題を抱える子どもたちが増えてきたという見方もできるのかもしれません．

発達障害の原因

▷ADHD ではワーキングメモリの障害？
▷自閉症では扁桃体，帯状回の障害？
▷遺伝的な部分はあるがそれだけではない
▷素因があってもなるとは限らない
▷ADHD も自閉症もなぜ男子に多いのか
▷結局，まだわからない

　発達障害の原因としては，さまざまな説があります．たとえば ADHD では，前頭前野のワーキングメモリがしばしば取り上げられます．ワーキングメモリ自体，きちんと評価をするのが難しい部分でもありますが，さらにもう少し深い部分の大脳辺縁系の異常がある，遺伝子の問題があるといったことも，しばしばいわれています．自閉症についても扁桃体や帯状回，海馬などの問題が取り上げられています．画像医学の進歩に伴って，これらの異常を指摘している報告も増えてきましたが，まだ決め手はありません．

　さらには多くはありませんけれども親子例の問題がありますし，兄弟例の問題もあります．ただ親子例，兄弟例を考える場合には，先に述べた Core, Grey zone, Category という見方が必要になります．両方が Core の場合もありますが，受診している子どもが Core で保護者や兄弟は Grey zone や Category であることが多いように感じています．

　そして男子に多いことも特徴の一つです．ADHD では一般的には女子の 5〜6 倍多いとされていますし，私の外来では 8 倍多くなっています．高機能自閉症では，3 倍男性に多いといわれておりますが，私の外来では約 2 倍です．しかしながら，素因があってもなるとは限りませんし，しかも数が増えているという状況にあるわけです．

　素因があってもなるとは限らないというのは，一卵性双生児の研究が

世界で行われており，自閉症の場合でも，あるいは ADHD の場合でもほぼ同じですが，約 70〜90％の一致率という報告が多いように見受けられます．逆にいいますと 10〜30％は一致しないことになりますので，遺伝的素因は確かに認められますが，それだけで障害が起きるわけではないと考えられています．さらに二卵性双生児になりますと，その一致率は 20〜60％とかなり低くなってくるということも明らかになっています．

　外来では，特に自閉症児を診ているときに，「次の子どものリスクはどのぐらいあるでしょうか」という相談を受けます．これは自閉症の子どもを育てているご両親は，次にもう一人子どもをつくるときに，また自閉症になるのではないかということについて，とても心配しているからです．私は，一般的に自閉症の発生率は人口の 1〜2％ですが，兄弟に自閉症がある場合は，やはりそれよりも少し高く，大体 5〜10％程度とお話ししています．ただ，現実に自閉症の兄弟例も診ていますので，可能性はありますが，次の子はならない確率のほうが高いということをお話ししています．

　もちろん環境要因によって，発達障害にそっくりな症状が出るという場合もあります．たとえば母親が神経症であったり，うつ病になったりした場合．そのために子どものケアがうまくいかなかったり，子どもとの対話がうまくできなかったりするために，子どもが ADHD そっくりの症状になってしまったという経験もあります．しかしながらこれは，母親のほうの治療をすれば子どもも落ち着いてきますから，そういう症状はなくなりますし，多くは ADHD の本来の診断基準である「6 か月以上そういう症状が続く」ということはありませんので，ADHD とは診断をされません．しかし過去には「ADHD かな」と思って，だまされかけたこともあります．

　環境の問題では，一時期，予防接種の注射液に含まれていた水銀の問題が取り上げられました．最初は疑いがあるという報告だったのですが，続いて治療面での水銀除去（キレート）の問題も出てきました．キレー

ト療法により死者も出ており，日本小児科学会でも自閉症と水銀の関係，水銀除去療法と症状の緩和には関係がないとする見解を公表しています．そのほかにもダイオキシンやビスフェノールなどについて調査が行われていますが，明らかな関連は見出されていません．

　テレビ，ビデオなどの AV 機器への曝露の問題についても多くの報告があります．過剰な曝露によって発達の遅れやコミュニケーションの障害がでることは，わが国でも片岡先生たちが報告されていますが，それだけで自閉症や ADHD になるかというと，まだ結論は出ていませんし，AV 機器にまったくあるいはわずかしか接していなくても発達障害と診断されることも少なくありません．しかし乳幼児期の AV 機器の視聴がその後の発達に何らかの影響を与えるということは事実であるように思われます．アメリカでも 3 歳までのテレビをみる時間が長い子の方が 8 歳の時点での攻撃的行動の発現に結びつくという報告をはじめとして多くの報告がありますし，日本小児科学会もアメリカ小児科学会も乳幼児の過剰な AV 機器への曝露には警鐘を鳴らしています．

　母親の喫煙が子どもの ADHD の発症を高めるという報告は安原先生たちによって行われていますが，タバコに含まれるさまざまな化学物質が胎児の脳に影響を及ぼしうる可能性は十分にあると思います．

　このように現在のところ，これが原因であるという決定的なものはありません．遺伝的な問題もあるでしょうし，胎児期を含めた環境の問題も影響を及ぼしている可能性があります．今後とも原因についての研究は進んでくると思われますが，私にとっては原因が何であれ，今，目の前にいる発達障害を抱えた子どもや大人たちに，自分に何ができるかを考えることが最優先です．

診断では終わらない

▷発達障害に限らず，診断は対応へのスタートポイント
▷でもしばしば診断で終わっている
　→根本的治療がないから？　でも対応はできる
▷社会的困難に対する対応を行うことは大切
　→同時に将来のことも考える（急性疾患ではないから）
▷医療だけで単独では対応できない
　→教育や福祉との連携も必要になる
▷とても時間と手間がかかる

　診断は大切なことですが，それはあくまで入り口に過ぎません．しかし特に高機能自閉症では，診断で終わっていることがしばしばあり，これは大きな問題だと考えられます．抱えている社会生活上の困難を解決するための対応や，後でお話ししますが，将来目標をつくることはとても大切なことであり，このために何ができるかを考える必要があります．
　たとえば，喉が赤い子どもが来て溶連菌感染症という診断をします．「溶連菌感染症ですね」ということで，それで帰す小児科医はおそらくいないと思います．当然のことながら治療が可能であるということも知っていますし，治療しなければさまざまな合併症が起こり得るということも知っているわけですから，当然そこでは治療を行い，診断だけで帰すことはありません．
　しかしながら発達障害の場合には，特に大人では診断だけで終わる傾向が顕著です．たとえば自閉症である，あるいは ADHD であるという診断をして，そして後は「では，教育のほうへいって相談しなさい」ということで，具体的な対応にまで踏み込まない場合が多く，まして将来目標を立てるというところまではなかなか踏み込んではいません．
　わが国では診断が医師にしかできません．教育や心理の部分ではいく

ら経験や知識，技術があっても診断することはできませんし，診断書も書けません．ですから医療と教育部門や心理部門，そしてもちろん家庭も含めて上手に連携をしていかないと，子どもであれ，大人であれ，なかなかうまく対応していくことは難しいように感じています．

　私の場合，発達障害が疑われるときには初診は大体1時間かけます．しばしばそれでも足りません．そして再診も20～40分ぐらいかけています．その中で必要な指示をしたり，必要なトレーニングをしたりということも含めながらの外来診療です．必要に応じて学校との連携もしますし，それから公的，民間の教育支援機関や，あるいは就学前のお子さんたちでは保育園，障害関連のNPOなどとの連携もしています．ですから，非常に手間と時間はかかりますが，診療報酬という点からいえば，保険診療で行っている限り，時間のわりにはまったく報われないとも感じています．

診断ができる社会資源は多くはない

▷診断可能な医療機関を見つけておくことが大切
　→診断だけではなく対応もできるところを
▷わが国では診断は「医師」の業務
　→心理職には診断書は書けない
▷診断はしばしば過剰であったり，過少であったりする
　→子どものみせる態度は日によって異なる
▷よくわからないときの「様子をみましょう」「この子の特性」
　→子どもはどんどん大きくなるので時間の浪費にもつながりかねない

　もちろん社会資源が少ないということも大きな問題です．「疑ったときにどうすればいいのか」ということをよく聞かれます．近くの先生であれば「疑ったときには紹介してください」とお話はするのですが，遠け

れば無理です．どの時点で紹介をするのかということが難しいわけです．実際には，社会的困難が出てから紹介をするのか，あるいは社会的困難が出る前にそれを予測して紹介するのかということも，考えてみれば実は難しいことです．もちろん近くに適切な社会資源があればよいのですが，困っている方は私の外来にも遠くから飛行機でおいでになることもあります．どこの地域でも相談できる時代になってほしいと思いますが，それはまだまだ先のことになりそうです．

　たとえば先天性甲状腺機能低下症（クレチン症）の場合では，発達の遅れという症状が出る前に新生児期の血液検査で知ることができます．あるいは脳性マヒの場合では，すべてではありませんが，歩行ができないという状況の前に，たとえば乳幼児健診で首のすわりが悪い，あるいは協同運動がよくできない，左右差があるということでトレーニングを始めることによって歩行が可能になることもあります．これらでは困難を抱える前から対応が開始できます．しかし発達障害に関しては，症状や困難が出る前に予測することは現状では難しいので，多くは何らかの社会的困難，特に幼稚園や保育園や学校での困難があってから疑われ，紹介される場合が多いようです．

　ただ，最初のところでお話ししたように，どうもおかしいなと思ったときに「様子をみましょう」，あるいは「この子の特性や個性」という表現は，診断までの時間を長くさせることが多いので，なるべくしないでいただきたいというのが私の願いでもあります．

　きちんと診断するということも難しいのですが，それに基づいてどのように対応すればよいのかを相談をする，あるいはカウンセリング，トレーニングを行うところはより少なくなります．しかし問題を抱えた子を放置するわけにもいきませんので，後述の外来でできる対応方法もお読みいただければと思います．また実際に毎年保育士さんたちを対象とした講演会を各地で何度も行っていますが，幼稚園・保育園に通っている子どもたちの場合には，保育士さんたちに「対応のスキルアップをし

てください」というお話をよくしています．それから学童の場合には教育センター，あるいは民間の療育支援部門でもかまいませんし，発達障害者支援センターでもかまわないのですが，そういったところとみんなで連携して対応するということが大切になります．まだまだ発達障害についての情報や理解が十分ではないので，容易ではありません．

　なお，現在の問題の一つとして，発達障害に対して適切にフォローアップをする，対応していく社会資源は，特に公的なところでは発達障害者支援センターこそ各都道府県や政令指定都市などにはあるものの，発達障害を抱えた方の数に比べれば非常に少ないという問題があります．またセンターでも十分な専門職が配置されているところはわずかです．そこで民間の団体，民間の機関が対応している場合もあります．カウンセリングや療育については，現状では医療保険の適用にはなりませんので，高額の費用を要する場合もあります．適切な対応が可能である機関とそうではない機関が入り混じっているので，外からは，あるいは保護者からはそれが判断できないということも大きな問題になっています．

　いつごろ診断されるかということも，よく聞かれます．一般的には5歳以降だろうとお話をしています．現実問題としては3歳半で高機能自閉症と診断したこともありますし，あるいは4歳前にADHDと診断する場合もあります．しかし，やはり行動やコミュニケーションの問題は，子どもの社会性が発達し，あるいは他の子どもたちとの関係ができてこないと，なかなか診断には至らないような気がします．

　確かに指示が通らない，落ち着きがない，集中できないなどの症状から疑うことはできますが，これら3つのうち一つがあてはまる子どもたちは3歳代では20％にもなり，当然それらすべてが発達障害というわけではありません．しかしながら，逆に発達障害と診断をした子どもたちの3歳頃はどうであったかというと，この3つのうちのどれか1つあるいは2つあるという子どもたちが，ほとんどです．

知能検査・発達検査のわな

　発達障害を抱える子どもたちは，学業不振などの場合を始めとして知能検査を受けることがよくあります．子どもではWISCⅢが代表で，K-abcなどが用いられる場合もあります．ここで注意しておかなければならないことは，総合点としての全検査IQは必ずしもあてにならないということです．発達障害の場合には，たとえばWISCⅢは言語性IQと動作性IQに分かれますが，その間に差があることが多く，さらにその下の群指数にもばらつきが多くみられます．言語性IQと動作性IQの差が15以上，あるいは群指数の中でのばらつきが7以上ある場合には，全検査IQの数値はあてにはなりません．最低そのくらいはあるという評価になります．また検査を行うときに細心の注意を払って実施しないと，検査結果も低く出がちです．ADHDでは検査に集中できなかったり，高機能自閉症では検査に興味を示さなかったりすることによっても評価が低く出ます．残念なことですが，出た全検査IQの値が低ければ，それを理由として通常学級に在籍している子どもに特別支援学級を勧めるなどのことが現実に行われています．特に子どもの行動やコミュニケーションの問題に対して学校が「ねをあげている」場合にその傾向が強いようです．全検査IQを根拠にその必要もないのに特別支援学級を勧められたらどうするか，私はそのような場合には診断名を入れて，全検査IQが十分信頼できないこと，一定の配慮があれば通常学級での生活に支障がないことを診断書の形で出しています．

　幼児期の発達検査（新版K式を始めとして数多くあります）においても同じことがいえます．熟練した検査担当者が行っても，時には正確な結果は出ません．そして重要なことは，その検査結果はその時点のものであり，将来を見通すものではないということです．たとえば3歳の時点で，発達指数が60と判定されても，それはあくまでその時点のものであり，6歳や10歳の時点での発達指数や知能指数を示しているもので

はありません。もちろん何もしなければ，後でもお話ししますが，年齢とともに発達指数，知能指数は低下することが少なくありません。これはその子の伸びよりもまわりの集団の伸びのほうが大きいために相対的評価としては低下することを示しているのですが，幼児期には適切な療育的対応によって大きく変化する可能性があることを考えておく必要があります。

保護者に疑いを伝える

▷表面に出ない障害は理解されにくい
▷行動の問題を指摘すると保護者は自分が責められていると感じる
▷集団の場では周囲からのつきあげもある
▷保護者にとって子どもの「障害」を受け止めることはつらいこと
▷深刻にいわない．診断事実は事実として伝える
▷対応によって，子どもが変わり，家族も楽になることを伝える
▷決して診断だけで終わらない

疑ったときに，専門機関などの受診を保護者にどのように伝えるのかも大きな問題です．発達障害では身体所見の問題は基本的にはありません．行動やコミュニケーションの問題は，一見しただけではわからないので，伝え方によってはトラブルの原因にもなりかねません．一般的に保護者は行動の問題やコミュニケーションの問題について指摘されると，自分が悪い，育て方が悪いと指摘されたように感じがちです．まず体の発達や多くの場合には言葉の発達には問題がないこと，そしてそれらの遅れを引き起こすほどの大きな異常ではないけれども，行動やコミュニケーションをコントロールする脳の障害が疑われること，それは育て方のせいで起きるのではなく，保護者の責任ではないことをお話しします．その上で，診断をして，それに基づいてより良い対応を行うことによっ

て，現在抱えている困難や将来抱える可能性の高い困難を軽減することが可能であることをお話しします．特に家庭内で子どもとの間が「うまくいっていない」と保護者が感じている場合には，適切な対応方法を習得することによって，子どもも保護者も「楽になる」ということをどのように工夫して伝えるか，それがポイントです．

障害の受容と告知

▷障害の受容は容易ではない
▷保護者にはそれなりの夢があり，それは捨てたくない
▷受容したからといって治るわけではない
▷それでも受容は必要
　→それによって現実と対面する
　→それによって将来への対策を立てる
　→それによって保健，福祉，教育などと連携が可能になる

いうまでもなく発達障害の基本症状は成人になるまで続くことがほとんどです．ADHDの一部では，特に多動の症状ではあまり目立たなくなるということもありますが，多くの発達障害ではその症状は消えるわけではありません．ただ適切に対応することによって，知的障害を伴わない場合には，通常の社会生活を送ることが可能になる場合も決して少なくありません．適切な対応をするためには障害の現実を，まず子どもたちの場合には保護者に，大人の場合には本人に受け止めてもらうことが始まりになります．

受容するということは，障害の現実を見つめて受け入れることで，受容しても，それで障害が治るわけではありません．しかし受容しなければ，将来への見通しや対策を立てる，保健や福祉，教育を含めた連携支援をするなどのことができなくなりますので，受容をしてもらうために，

努力をする必要があります．「うちの子に限って」「それは思えない」など，いろいろなことをいわれることがありますが，きちんと現実を見つめて状況を受け止めていただき，そしてその中でできることを一つひとつ見つけていくことが大切ですし，できることを見つけるだけではなくて，大人になるまでの道筋を考えていくということも重要なことです．

子どもへの告知とその受容

▷告知とは
　→なぜ他の子と違うのか
　→他の子にはできるのに自分にはできないこと，
　→他の子はできないのに自分にはできること
▷告知の時期
　→しないと self-esteem が下がると思われる
　→告知によって self-esteem が上がると思われる時期
　→多くは 10～18 歳，決まった年齢はない

　しばしば告知の問題，何歳ぐらいに告知をするのかということを聞かれます．なぜ自分は他の子と違うのかということを，子どもたちはある年齢になると感じるようになってきます．この年齢には，下は 7～8 歳の場合もありますし，あるいは 17～18 歳になって感じてくることもあります．ですからどこかの時期に「なぜ他の子と違うのかな」ということを，診断名も含めて理解してもらうことが大切になります．
　私の考えている告知のポイントは，告知をしないと self-esteem が下がると考えられる場合がまずあげられます．「やっぱり自分は駄目なんだ」と考えて，self-esteem が下がってしまう場合には告知をする必要があります．また逆に告知をすることによって「自分はそうだったんだ」と理解することで，心が軽くなって，self-esteem が上がることもよくあ

ります．

　私は，告知をしないと self-esteem が下がる，または告知をすると上がると思われる時期での子どもへの告知を心がけています．10～18歳ぐらいの幅がありますが，決まった年齢はありません．中学校3年生の終わり，中学校の卒業式が終わってから，その後の4月からの高校などの新しい社会環境に変わる前に行っていることが一番多くなっています．また告知のときには，本人に告知をするということは保護者の了解も必要ですし，外来でいきなり告知をするのではなく，どのように話を進めるのか，その前に保護者との話し合いもしています．

　もちろんこれが大人の患者さんの場合には，比較的早い時期に告知をすることになります．まずきちんと障害の内容を明らかにして，それを伝えることが，そのまま対応につながってくることが多いからです．告知をしたからといって受容できるとは限りません．子どもたちの場合，たとえば15歳で告知をしたとしても，そこでは納得したようにみえても，それを自分の中でこなし，それを自分で活かしていくまでには，数年かかるということも珍しくはありませんし，それまで子どもを支えていくことも必要になります．

第2章
目指すゴール

何を目標とするか

▷自分に自信がもて，上を向いて生きていくこと
　→self-esteem が高い状態を維持すること
▷社会で生活できるようになること
　→社会で暮らしていけるように社会生活習慣を身につける
　→社会で暮らしていけるように，自分で稼ぐ

　第1章で Core，Grey zone，Category のお話をしました．その中で，Core をどうやって Category に移動させるかということの重要性にも触れましたが，実際には Core も Category も目にみえるものではありません．ですから，発達障害においての，特に子どもたちにとっての目標は何かということを考えておく必要があります．

　私は最終目標とは上記の2つだと考えています．療育も，社会生活訓練（Social Skills Training：SST）も薬物療法も，すべてはこのためです．この目標を達成するためには，「今困っていること」だけに振り回されてはとても達成できません．「大きくなったときにどうする」という将来を見据えた視点が必要です．発達障害の GOAL は，自分に自信がもてる self-esteem が高い子どもに育てることと，社会で生きていけるように育てるという，この2点に集約されます．ただし社会で生きていけるようになるということは，他人ともうまく対応できるような社会生活習慣を

身につけることだけではなく，自分で稼げるようにしようということも必要です．第6章で将来を見据えた Road Map のお話をしますが，子どものときから，保護者や周囲はこれらを考えておく必要があります．

　これらはもちろん発達障害だけではなくて，すべての子どもたちにとって大切なことですが，発達障害の子どもたちは，ちょっと気を配らなければいけないこと，悩みや困難を抱えているので，それを理解した上で少し手をかける必要があります．self-esteem については以下にまとめました．

self-esteem を育てるということ

▷自信を失わないようにすること
▷今できないことにいらいらしない
　→いつかできるようになればよい
▷叱ったり怒ったりでは育たない，失敗は蓄積にならない
▷ほめること，感謝すること，成功は蓄積できる
▷扱いにくいと思わないこと，嫌いにならないこと

　発達障害の問題を考えるときに self-esteem は，とても重要なことです．self-esteem をどう日本語で表現するかというと，「自己評価」という訳をよくみかけますが，「自尊心」，「自尊感情」という表現もあります．生活していく上で，自分自身が信をもつ，周囲や社会に理解される自分の世界をもち，お互いに尊重しあって暮らしていくことです．

　私は発達障害の話を考えるときに，常にこの self-esteem という言葉を考えています．self-esteem がしっかりしていれば，子どもたち，大人たちは自信をもって生活をしたり，あるいは，とてもよい笑顔で笑ったりすることができますが，これが低くなれば，自信ももてなくなりますし，自棄になったり，キレてしまうことにもつながりかねません．です

から self-esteem は非常に重要です．

　self-esteem を育てるということは，自信を失わないように育てるということですし，もちろん周りが今できないことに怒らない，きっといつかできるようになることを信じるということでもあります．さらにほめる技術は，周りにいる保護者や医療関係者，教育関係者などにとって，学ぶ必要があります．学ぶことによって裏付けられた技術と，その結果として蓄積された実績が子どもを育てていきます．確かに医師や学校の先生たちの中にも系統的に子どもたちの扱い方を学んでいなくても，いわば本能的にと感じられるくらい，上手に対応できる方もいます．しかしほめることはその技術をみがき，経験を蓄積するということが基本ですし，それは発達障害に限らず，すべての子どもたちに必要なことです．

今だけのことを考えない

▷現在の問題点，困難だけではなく将来も考えよう
▷子どもの場合，今，社会に飛び出すわけではない
　→今できないこと，それには焦らない，絶望しない
　→どうすれば「できないこと」を責めないですむか
　→どうすれば「できるようになるか」を考える
▷マイナス思考はいくら貯めてもプラスにはならない
▷プラスを少しずつ積み重ねること

　私は保護者の方たちにしばしば「今苦労しているからといって，今だけのことを考えないでください」とお話ししています．苦労する今だからこそ，将来を考え，見通そうとすることが，子どもたちに拒否的にならないためにも必要です．長い時間の経過を頭に置かなければ，今抱えている困難に焦りが出ます．

　子どもたちは今，社会に飛び出すわけではありません．6歳の子ども

に「明日から，毎日1000円稼いできなさい」というわけではありません．社会に出るまでには，まだまだ時間があります．

　今できないことに焦るよりも，どうすればいつかできるようになるのか，どうすればできないことを責めないですむかということが大切ですし，そのためには，叱ることよりほめることで，ほめてこそ自信がもてるようになると私は考えています．

　子どもたちのできないことだけに目がいけば，子どもたちへの評価は下がります．評価を下げた子どもたちのself-esteemはどうなるでしょうか．高くなることはありません．わが国では「失敗は成功の母」ともいわれますが，これはそれまでに成功の経験がある場合です．失敗だけの積み重ねは，成功を生むのではなく，自信喪失を生みます．

　小さなことでも「うまくいった経験」は「成功体験」として子どもたちに残ります．それがself-esteemを下げることはありませんし，その積み重ねによってself-esteemは必ず上昇します．これは子どもたちだけではなく，発達障害を抱えている大人たちもそうですし，発達障害を抱えていない場合も同じです．

第3章
幼児期の自閉症をめぐって

はじめに

　幼児期の自閉症は，多くは言葉の遅れから疑われます．その時点では，将来言葉が出てくるのか，あるいは知的障害があるのかないのかなど，わからないことが多いのが現状です．しかし，そうであっても言葉の遅れやコミュニケーションの障害に対しては，何らかの対応が必要ではないかと考えられるようになってきました．従来は，言葉が遅い，言葉が出ないのは知的な遅れ，知的な遅れは治らない，だから自閉症であっても言葉の遅れがあればそれは治らないと考えられ，経過観察や生活能力の取得をめざすことが中心でした．しかし最近では，早期療育の問題も含めて，このあたりの考え方が大きく変わりつつあります．なお幼児期に言葉の遅れを認めない，そして知的障害を伴わない，高機能自閉症の一群もあります．その多くは幼児期には診断がつかず，学童期以降，社会生活上の困難が明らかになってから診断されることが多いという問題があります（高機能自閉症については第4章を参照）．

PDDかASDか

▷PDD：Pervasive developmental disorder　広汎性発達障害
▷ASD：Autism spectrum disorder　自閉症スペクトラム障害

同じような状態であっても，病名の呼び方が違うということはしばしば混乱を招く理由です．アメリカの精神医学協会によるDSM-Ⅲが1987年に発表され，その日本語訳が滋賀医大の高橋三郎先生たちによって1992年に出されたとき，Pervasive developmental disorder（PDD）に対して広汎性発達障害という訳が提唱され，その訳語が定着しました．これは2000年のDSM-Ⅳ，2004年のDSM-Ⅳ-TRでも継承されています．また1997年に発表された世界保健機構（WHO）による国際疾病分類，ICD-10でもPervasive developmental disorder（PDD）という分類名が提唱され，日本語訳を東京医科歯科大学の融道男先生たちが出されたときに，同じように広汎性発達障害の訳語が採用されました．

　DSM-Ⅳ-TRもICD-10も改訂が予定されているようですが，現在の版ではいずれも広汎性発達障害となっています．わが国の精神や行動の問題についての診断は，これらのどちらかに基づいて行われることが多いために，現在は広汎性発達障害の名称が定着しています．DSM-Ⅲはそれまでのばらばらであった，自閉性障害，Rett症候群，崩壊性障害（いわゆる折れ線型自閉症），Asperger障害などをまとめて広汎性発達障害と位置づけました．自閉症グループの疾患を整理し，操作的診断基準によってまとめる，すなわち勘や経験に頼るのではなく，誰でも診断ができるようにしたという点で，画期的な診断基準でした．自閉症については，わが国では長い間，小児科医は一部を除いてその療育には積極的ではなく，主に精神科，特に児童精神科が診断や療育に関わってきました．そのことも，精神科の診断基準に基づく，広汎性発達障害という名称の定着には寄与してきました．

　しかしながら自閉症が，時代と共により広い障害としてとらえられるようになってきたことや，後述のDSM-Ⅳ-TRやICD-10での診断の限界や問題点があることなどから，国際的にも自閉症スペクトラム障害（Autism spectrum disorder：ASD）という概念が提唱され，急速に広がってきました．症状の面でも，知的なレベルでも，スペクトラム（連続体）

としてこの障害を考えた方が理解しやすく，社会的対応も考えやすいことによるものです．自閉症のグループの障害を抱える子どもたち，大人たちが決して少なくないことが明らかになってきたことや，子どもたちを最初に診る小児科医が自閉症にも関わっていくべきであるという考え方も国際的に広がってきました．わが国ではまだまだ立ち遅れていますが，アメリカ小児科学会では自閉症のスクリーニングや対応について，ホームページの中でも詳しく説明しています（http://www.aap.org/）．小児科が積極的に関わるという姿勢が明らかになったことが，わが国と異なり，自閉症の個別療育の一般化や公的支援にも結びついてきています．DSM-Ⅳ-TR では早期幼児期には自閉症の診断が困難であることなどから，上記のホームページでは ASD となっており，DSM-Ⅴ でも ASD の表記に変更されると聞いています．またマスコミでの扱いも数年前までは Asperger 障害あるいは症候群という呼び名が一般的でしたが，最近では高機能自閉症として取り上げられることも増えてきましたし，単に発達障害としてとらえている場合も少なくありません．

　本書ではこれらの流れや，これからの療育を含めた方向性を考え，広汎性発達障害（PDD）という表現ではなく，自閉症スペクトラム障害（ASD）という表現でまとめています．一部の障害を除いてはこの両者には臨床的な差はありませんが，自閉症については，後述の高機能自閉症も含めて，ASD の方が理解しやすいと考えたからです．

　ASD のうち知的障害のない，あるいは明らかではない群を高機能自閉症（High functional autism spectrum disorder：HFASD）と呼んでいます．それでは知的障害のある場合に低機能と呼ぶかといえば，そうではなく，その場合には単に自閉症と呼んでいます．ですから現在では自閉症といえば知的障害のある群，高機能自閉症といえば知的障害のない群，自閉症スペクトラム障害といえばすべてを含むということが理解しやすいと思います．

　高機能自閉症は，従来は Asperger 障害（DSM-Ⅳ-TR），Asperger 症

候群（WHO の ICD-10）と呼ばれていましたが，DSM-Ⅳ-TR でも ICD-10 でも言葉の遅れがないことが基本になっています．それは2歳での単語，3歳での意味のある語句の表出に代表されますが，自閉症を伴わない普通の子でも2歳で単語の出ていない子どもは存在しますし，知的な障害のない自閉症では6歳の時点ではある程度の言語能力を有していることが多く，まして成人になればほとんど差はありませんので，2〜3歳での言語能力で分けることが適当だろうかという議論もあります．私は区別せず，知的障害のない場合には高機能自閉症という診断で通していますが，幼児期に言語発達の遅れがなければ Asperger，遅れがあるけれども知的な障害がない場合には高機能自閉症という扱いをしている場合もあります．

　なお先ほどの DSM-Ⅳ-TR では言葉の遅れがあり，知的障害のない場合には分類不能の広汎性発達障害（Pervasive developmental disorder：not otherwise specified：PDD-NOS）として扱われ，ICD-10 では特定不能の広汎性発達障害（Pervasive developmental disorder unspecified）と表現されています．知的障害のない自閉症についての認識が深まるにつれて，国際的にも Asperger 障害よりも PDD-NOS の方が多いこと，これらを，特に成人では区別することの意味が乏しいことから，現在では HFASD として一括している論文が多くなっています．（高機能自閉症については診断基準も含め第4章を参照）．

Kanner の自閉症とその後の展開

　自閉症は，1943年に Leo Kanner がはじめて報告しました（Kanner L：Autistic disturbance of affective contact. Nerv Child 2：217-253, 1943）．報告では自閉的孤立と同一性保持への欲求が強いということが特徴とされており，この「自閉的孤立」が「自閉症」という名前の始まりになりました．Autism という言葉は，ギリシャ語の autos（自我）か

ら由来しています．

この論文での自閉症の特徴は以下の通りです．

表●Kanner の自閉症

> ◇他人との感情的（情緒的）接触が乏しい
> ◇言語的コミュニケーションがとれない
> ◇同一性保持への強い欲求
> ◇物体に興味をもち，それらを巧みに扱う
> ◇認知能力自体は低くない

1994年のアメリカの精神医学協会のDSM-IVでは「社会的相互作用の質的な障害，コミュニケーションの質的な障害，限定された活動や興味」が症状の中心とされ，これはその後のDSM-IV-TRにおいても，そのまま引き継がれています．DSM-IV-TRの診断基準は巻末に掲げましたが，その概要は表に示しました．

表●DSM-IV-TR による自閉症の診断

> ◇対人的相互作用における質的な障害（非言語性行動の相互関係の困難さなど）
> ◇意思伝達の質的な障害（話し言葉の獲得の遅れ偏り，言葉使いの奇妙さなど）
> ◇行動，興味及び活動の限定された反復的で常同的な様式（強いこだわり，常同行動など）これらの3つの行動特徴を併せもち，生後3歳以前から認められる

先に自閉症スペクトラム障害に触れましたが，スペクトラムとは連続体であり，意味するところは知的に高い群から低い群まで，症状も強い群から弱い群まで連続性があるということです．この概念はイギリスのLorna Wing によって提唱され，自閉症の本質は，「社会性」「コミュニケーション」「想像力」の3つの障害を併せもつとされました．いわゆる自閉症の3つ組みです．社会性の障害とは対人関係の問題や場面に応じた適切な対応をすることの障害であり，コミュニケーションは後述の

言語的，非言語的なコミュニケーションの障害，想像力は抽象的概念を理解することの困難さや場面の理解などの障害を意味すると考えられます．

表●自閉症の3つ組み

◇社会性の問題
◇コミュニケーションの問題
◇想像力の問題

実際に4歳以上の患者さんを診察していると，どの基準を用いても自閉症の診断はつくのですが，2～3歳までは診断基準だけで診断することは困難なように感じています．

長い間，自閉症とはKannerの報告したものと信じられてきましたので，1970年代までは知的障害を伴わない自閉症が存在するということすら一般的には認識されていませんでした．

Kannerタイプの自閉症は，一般的には知的障害を伴う自閉症と理解をされていますが，多くは言葉の遅れがきっかけで発見されます．わが国では1歳6か月児健診と3歳児健診が母子保健法における法的健診になっていますので，ここで見つかることが多いのではないかといわれていますが，実際には見落とされている場合も少なくはありません．

さて従来，難聴以外での言葉の遅れは，知的な遅れによって起こると考えられていましたから，「知的な障害は治らない，言葉の遅れがあれば知的な障害である，自閉症は知的な遅れを伴うので治療の余地は少ない」という三段論法が一般的でした．そのために自閉症に対する早期介入には否定的な意見が多かったことも事実ですし，現在でも乳幼児健診などで発見された自閉症の子どもたちの多くは，自閉症のための療育施設ではなく，知的障害児・者の通所施設での療育を受けています．

しかしながら国際的には1980年代以降，わが国では21世紀に入ってから，言葉の出ない自閉症に対しても早期介入・療育により，言葉の発

達だけではなく認知機能も含めて大きく発達する子どもたちが存在することがわかってきました．

なお，言葉が出ないという表現にも注意する必要があります．1歳6か月頃には4つ，5つと単語を話すことができていても，その後に単語が消失してしまうグループの子どもたちもいます．この群はDSM-Ⅳ-TRでは，小児期崩壊性障害と呼ばれ，いわゆる折れ線型自閉症に相当すると考えられます．この障害に関しては，東京大学名誉教授の栗田広先生が多くの研究をされています．全く最初から言葉が出ない場合も，このように折れ線型になる場合も，どちらにも早期介入・療育が有効なことが多いことが，最近では明らかになってきました．

言葉の遅れ

▷言葉の遅れで考える病態
　→知的障害
　→難聴
　→自閉症
　→表出性言語遅滞

言葉の遅れがある場合に，すぐに考えるのは以上の4つです．知的障害の多くは，染色体異常や代謝異常症を含む先天異常や周産期の障害など原因の推定できるものと，それ以外の原因のわからない群がありますが，知的障害では言葉の理解も表出も遅れを伴います．

難聴では言葉の理解も表出も遅れますし，補聴器などで対応が可能である場合には早期からの対応が，言葉の遅れを防ぐことが大切であるという見地からも，新生児聴覚スクリーニングが広く行われるようになっています．まだすべての新生児が受けているわけではありませんし，現在の方式では一部発見されない場合もあることや，新生児期には聴力が

みられていてもその後に難聴をきたす（中枢神経感染症や慢性中耳炎など）場合があることも知られていますが，難聴の早期発見ということでは有用な方法であり，言葉の遅れが明らかになってからの発見では遅いと考えられています．補聴器以外にも人工内耳の装着も最近ではかなり低年齢まで行われるようになってきましたし，手話を含めた教育的支援も行われています．

　以上の2つが一般的な理解でしたが，今までもお話ししてきましたように，ここに自閉症が加わりました．また言葉の理解は可能であるけれども，表出がうまくできない表出性言語遅滞というグループがあることもわかってきました．

　知的障害であれば治らないので療育は「能力の向上」ではなく「生活習慣の獲得」が中心になると考えられてきましたし，難聴であれば補聴器を使うなどの手段がとられてきました．表出性言語遅滞の場合には，言語的なトレーニングのほかに，動作性のコミュニケーションスキルを高めるなどの方法があります．繰り返しますが，わが国では知的障害と自閉症がひとまとめにして扱われてきたため，いずれに対しても，「能力の向上」よりも「生活習慣の獲得」が重視されてきました．

非言語的コミュニケーションの問題

　それでは言葉の遅れがある場合，ABRなどの聴力検査で明らかになる難聴は別として，知的障害と，知的障害を伴っている自閉症をどうやって見分けるかという問題が出てきます．どちらも言葉が出ませんし，どちらも運動発達の遅れがしばしばありますし，理解の遅れも伴っています．

　この区別には非言語的コミュニケーションの評価が重要であると考えています．非言語的コミュニケーションには，相手の目をみる，表情や動作を理解する，場の雰囲気を察知するなどが含まれますが，これは自

閉症を抱えている場合には，知的能力を問わず，そして子どもから大人まで，苦手であることが多いようです．

　自閉症を伴わない知的障害の場合には，目を見合わせたり，手を握ったりすると笑顔が出る，"バイバイ"や"チョーダイ"の動作を模倣する，指差しをするなどの動作が発達指数50以下でも3歳になればかなりみられます．すなわち言語的なコミュニケーションも非言語的なコミュニケーションも比較的相応して遅れがみられることが多いように感じています．

　これに対して自閉症を伴っている場合には，笑顔が出ない，笑顔に反応しない，目と目を見合わせることができない，動作の模倣をしない（するとしても変った方法，たとえばバイバイでは手のひらを相手ではなく自分の方に向けるなど），コミュニケーションがとれないけれども要求をする場合にはクレーン現象（喉が渇いて飲み物がほしいときに母親の手を引っ張って冷蔵庫につれていくなど）など，言葉の遅れ以上に非言語的なコミュニケーションの遅れがみられることがしばしばあります．非言語的な面をどう評価するかが重要であると感じていますが，幼児期の非言語的なコミュニケーションの評価は時間もかかり，煩雑であることから，多くの1歳6か月児健診では自分でいえる単語の数（多くのところでは5語以上あれば正常と判定）など言語面の評価にとどまっていることが，自閉症の早期発見に対しては問題の一つかもしれません．実はこの問題はわが国に限らず，国際的にも指摘されています．アメリカでは後述のM-CHATなどを健診にも取り入れていますし，わが国でも下関市などが取り入れ始めています．アメリカ小児科学会のホームページからはASDのスクリーニングのフローチャートにも入ることができます．

　なお非言語的なコミュニケーションの障害がなぜ起きるのか，これについてはまだよくわかっていません．私の個人的な考えですが，自閉症の子どもから大人まで，自分の感情を表現したり，相手の感情を理解し

たり，楽しい，悲しいなどの感情を共有することが苦手であることが少なくありません．私は感情の授受，共有の障害と呼んでいますが，それが自閉症の本質の一つなのかなという気もしています．

ですから大人の高機能自閉症の方たちを拝見していても，言語的なコミュニケーション能力，すなわち話す，聞く，読む，書くについては高いにも関わらず，非言語的なコミュニケーションの能力が低いために会話が円滑にできない，場に合わない表現をして場をしらけさせてしまったり，仲間はずれにされてしまったりということはよくみかけます．

自閉症の早期スクリーニングと診断

自閉症の早期スクリーニングについては，さまざまな方法があります．私が目にしたものの中で代表的なものの一つは，CHAT（Checklist for Autism in Toddlers）です．これは親からの子どもの状況の聞き取りと子どもの観察を合わせた14項目で判定するものであり，1歳6か月以降に有用とされています．日本語版のCHAT-Jも出ており，臨床的にも応用されています（小山智典ほか：臨床精神医学 34：349-355，2005）．

現在，国際的にも最もよく用いられていると考えられるのは，M-CHAT（Modified Checklist for Autism in Toddlers）です．日本語版も国立精神神経センターから出ており http://www.ncnp.go.jp/nimh/jidou/mchat.pdf#search='MCHAT autism'を参照していただければと思います．先ほどお話しした下関市の健診でも応用されているようです．日本語版は発達，動作，模倣，興味などを含む23項目の質問で構成されており，3項目以上の不通過で疑うという様式です．

もう少し年齢が上がり，小学校に入ると，CARS（The Childhood Autism Rating Scale＝小児自閉症評定尺度，自閉症療育の TEACCH を始めた Schopler 教授らにより作成，日本語版は岩崎学術出版）があり，さらに大きくなると，PARS（PDD-ASJ Rating Scales＝広汎性発達障害評定尺

度：スペクトラム出版より入手可能 http://www.spectpub.com/）もあります．これらによって自閉症のスクリーニングが行われています．しかしながら，これらのチェックリストですべての自閉症が診断されるかというと問題が残ります．スクリーニングは当然のことながら偽陰性（すなわち見落とし）が少ないことが要求されますが，それを減らそうとすれば陽性が増えます．陽性が増えれば，そこからスクリーニングすることにまた大きな手間がかかります．なお，これらの尺度については版権の問題から内容をご紹介することができません．ご了承ください．

　成人の高機能自閉症についてはインターネットでAQ（Autism spectrum quotient）を簡単に採点することができます（http://www.the-fortuneteller.com/asperger/aq-j.html）ので興味のある方は試してください．ちなみに私は11点でした．

　私のこれまでの外来診療での経験からは，自閉症の診断に必要なのはまず子どもを十分に診ることです．問診よりも何よりも子どもを診ることで，いわば「自閉症」を感じることが少なくありません．動作，音声，おもちゃなどへの反応，それらが診断を教えてくれますが，感じるまでの時間はそれほど長くはなくても，その子の抱えている問題点，将来抱えそうな問題点を見つけようとすると長い時間が必要になります．私の場合，初診は1時間ですが（検査などは除く）それでもしばしば時間が足りません．私見ですが1歳6か月～2歳の時点で表に示した症状があれば自閉症の可能性があると考えてもよいのではないかと考えています．

表●自閉症かもしれないと考えてみる

◇単語が出ない，あるいは出ていた単語がいえなくなる
◇クレーン現象（言葉によらない動作での要求伝達）
◇視線が合わない
◇笑顔がみられない，笑顔に反応しない
◇常同行動がみられる

これらがすべてみられていたら，視聴覚障害は別として自閉症を考えてみるきっかけにはなると思います．常同行動はピョンピョン飛び跳ねる，手をパチパチと打つ，壁に頭を打ちつけるなどの動作を繰り返します．周囲からは何のためにしているか目的がわかりませんし，そのような動作は繰り返してみられます．5項目のうち4項目でも可能性は高いと思います．もちろんこのほかにも自閉症を疑わせる症状は数多くありますが（すなわち偽陰性は高機能自閉症を含めて存在する），これらがあてはまって，自閉症ではない可能性（すなわち偽陽性は少ない）は比較的低いと考えています．またこれらの症状がある場合には，集団生活に入ることも困難ですし，何らかの療育を含めた対応が必要になります．

　診断については先ほどもお話ししたように2～3歳の時点では，巻末に掲げたDSM-Ⅳ-TRの診断基準をも含めて，それに基づいて診断することは容易ではありません．DSM-Ⅳ-TRは，操作的診断基準です．そこできちんと判定するということは，一般の子どもたちが判定に耐える能力を獲得する年齢にならないと異常とは判断できません．ですからDSM-Ⅳ-TRでの自閉症の診断は，4歳を超えてこないと難しいと感じています．

　しかしながら外来診療の場で時間をかけて診察をすれば，臨床的には2歳でも診断できることは少なくありません．その意味で幼児期に誰にでもできる診断基準はまだありません．しかし学童期以降になって，自閉症の子どもたちが抱えるさまざまな問題を判定し，きちんと把握するためには，早期に応用できる診断基準が有用であることは明らかです．

自閉症の治療や療育とは

　自閉症に対する根本的な治療法は薬物も含めてまだありません．一時期，水銀を含む重金属の蓄積が自閉症の発症や症状の進展に影響を与えるのでキレート剤によって除去するという方法が取り上げられましたが，

現在ではその科学的有効性が立証されていないことや，有効な補充を行う必要があること（水銀以外の必要な金属もキレートで排出するため），副作用としての死亡例があることなどから勧められてはおらず，日本小児科学会でも効果が立証できない声明を出しています．しかしインターネットなどでは髪の毛を送れば検査できるということで，今でも盛んに宣伝されています．キレート剤は経口，経静脈投与の2つの方法がありますが，多く行われたのは前者です．投与方法にもいくつかの種類がありますが，多くは週末の60時間程度をキレーション（キレートすること）にあてています．これについては先日も外来で初診の患者さんに質問されました．また実際に髪の毛を送って，水銀が高いというデータをもってこられる方もおられます．その場合には，一笑に付するのではなく，耳を傾けた上で，上記の理由で勧められないことを説明しています．

　もちろん自閉症に合併するてんかん（経験上，知的障害が強いほど合併率が高く，高機能になるほど低い．おおむね5～25％）や，思春期以降に二次障害として認められるうつ病，パニック障害などに対してはカウンセリングや行動療法とともに薬物治療を行うことはあります．最近では動物モデルなどを通じて，oxytocinおよびそのレセプターの異常が指摘される報告がみられるようになっていますので，生体内でのoxytocinの果たす役割を考えると，将来は治療的選択肢に入るのかもしれません．

言語的なコミュニケーションがみられないときの療育

▷TEACCH（Treatment and Education for Autistic and related Communication handicapped Children）
▷ABA（Applied Behavior Analysis：応用行動分析）
▷PECS（Picture Exchange Communication System）
▷HAC（Home program for Autistic Children）

自閉症の療育には，大きく分けてコミュニケーション手段が得られていない段階から行う方法と，ある程度の言語的コミュニケーションが得られてから（すなわち言語による指示やそれに対する実行が可能になってから）行う方法とに分けられます．

　コミュニケーション手段のない時期，それは先ほどからお話ししているように，幼児期では言語的なコミュニケーションが得られていない時期です．この時期の療育方法としては，まず自閉症療育の代表として取り上げられている TEACCH（Treatment and Education for Autistic and related Communication handicapped Children）があげられます．これはアメリカの Eric Schopler 教授らによって 1960 年代に North Carolina 州で始まり，その後，全世界に広がりました．TEACCH の中でしばしば強調されるのは構造化（structure），特に視覚構造化，スケジュールや手順などが目でみてわかるということです．TEACCH の本質は療育ということだけではなく，あくまで診断から療育，そして環境整備までのシステム化です．

　しかしその有効性から視覚構造化はその後の多くの療育に応用されていますし，私も外来診療の場でもしばしば応用しています．視覚構造化の例としては国際空港があげられます．飛行機を降りたら，どの空港でもどこが出口で，どこにトイレがあって，どこで荷物を受け取って，どこで両替をして，などなど基本的には共通のデザインで示されていますから，外に出るまでは迷うことはありません．これが視覚構造化の利点です．しかしそれをみて動いているだけでは，その国の言葉も話せるようにはなりませんし，その国の人と友だちになることも困難です．それが限界であるともいえます．

　TEACCH の利点は，自閉症者が住みやすい場合には普通の人たちも住みやすい，いわゆるバリアフリーに近い考え方があります．その中で，個々の特性や能力に合わせて療育をするということが基本的な TEACCH の考え方です．視覚構造化が有用な理由のひとつは，自閉症の場合には

耳から入る刺激よりも目から入る刺激の方が入りやすい，要するに聴覚入力には弱いけれども視覚入力に強い場合が多いことによります．また並行処理が弱い（たとえば授業を聞きながらノートをとる）場合が多いことから，視覚的にスケジュールを絵でわかりやすくし，何枚かのカードを並べて示し，終わるたびに一つずつポケットに戻していくという方法もよく行われます．

TEACCHの問題点は，環境設定をすることにより自閉症の子どもたち，大人たちは，空間的にもとても過ごしやすくはなりますが，個々のコミュニケーション能力を上げることには必ずしもつながらないことで，そのために後述するさまざまな個別療育の方法が取り上げられるようになりました．

TEACCHが全世界に広がった大きな理由は，集団対応ができるということです．子どもたち，大人たちのグループに対してTEACCHを応用することによって，全体をコントロールしやすくなりますし，空間を構造化することによって自閉症以外の人にもわかりやすくなります．もちろん費用はある程度かかりますが，一人あたりのコストはそれほど高額にはならないので，わが国を初めとして行政面からの推進も広がっています．

ABA（Applied Behavior Analysis：応用行動分析）は，Skinner博士によって開発された行動分析学（オペラント条件付け：自発する行動の直後に環境を変化させ行動変容を促すこと，などで知られている）から始まり，さまざまな方法がありますが，この中のDTT（Discrete Trial Training）が1980年代にアメリカのLovaas博士らによって強調され，Lovaas法とも呼ばれています．基本的には幼児期早期に集中的に個別トレーニング（EIBI：Early individual behavior intervention）を行うことにより（週に30～40時間が推奨されている），指示の理解とコミュニケーションの育成を図る方法で，わが国ではABAといえばLovaas法を指すことが多くなっています．海外でもDTTの集中療法は有力な方法として認識され

ており，TEACCHによる環境設定を行った後，個々のコミュニケーション能力を上げるためにABAでの療育を行う，あるいはカナダやアメリカの一部のように自閉症と診断されたら公費で，セラピストによって療育を行うところも増えてきましたが，わが国ではまだあまり知られているとはいえません．私も顧問をしていますが，関西で始まった「つみきの会」（http://www.tsumiki.org/）は自閉症の子どもを抱える親たちが中心となり，医療関係者も巻き込んで活動を行っていますし，ABAのためのDVDや教則本も出しています．最近では幼稚園などでも教育にABAの原理を取り入れるところも出てきましたが，自閉症に対しては基本が「個別」ですので，なかなか集団では難しい面もあります．集団での療育と個別での療育を併用する試みとして，ある児童デイサービス（診断された障害児に対する障害者自立支援法のサービス，原則として療育手帳の保有が必要）が行われており，私も支援していますが，費用や行政対応など困難な部分が少なくないようです．

　ABAの基本は，指示をsmall stepに分けて援助（prompt）を行いながら徐々に子どものスキルを向上させることが中心であり，実際には強化（望ましい行動を強化する），消去（望ましくない行動を消去する）が中心であり，場合によっては罰（行動に対して不快を感じさせる：危険な行動などに対して）も含まれます．強化をする際には，強化子を使います．強化子にはおもちゃ，シャボン玉，お菓子などさまざまなものを使いますが，しばしば食べ物を使うことが，食べ物で釣っているという誤解を招いている部分もあります．当初は食べ物を使用していても，多くはその他の強化子に移行します．私見ですが，言葉の出ない子どもに，言葉を獲得させるためには，可能な期間（臨界期）があるように感じています．実際，単語の出ない子が7歳以上になってから突然話し始めることはまずありませんから，その臨界期は幼児期にあると考えています．となれば何を使っても（児童虐待でない限り）言葉の表出を促すことは必要ではないかと感じているわけです．

私の経験からは 2 歳 6 か月児以上で言葉のみられない自閉症の場合，60〜70%には，ABA によって動作模倣や音声模倣ができるようになり，言語的なコミュニケーションの獲得にもつながるという大きな効果がありますが，非言語的コミュニケーションよりは言語的なコミュニケーションの発達を促している印象があります．保護者が療育を行う場合には週に 30〜40 時間という時間が必要になりますので，心理的・時間的負担が大きくなります．家庭で保護者が療育を行っている場合に，それだけの時間を投入することは決して容易ではありませんので，実際には週に 10〜20 時間の療育の場合もありますが，効果のみられる場合も意外に多くあります．もちろんプロのセラピストが行う場合には経済的負担が大きくなる（きちんとした ABA を週に 30〜40 時間依頼するとなると，月額 30 万〜50 万円になります．わが国では Autism Partnership の日本支部 http://www.autismpartnershiptokyo.com/も行っています）ために，経済的に余裕がないとできないという問題もあります．

　PECS（Picture Exchange Communication System）は絵カードを用いながらコミュニケーション能力の獲得までを 6 つの phase に分けて徐々に目指すものです．最初は目の前での絵カードの理解やカードによる指示の理解から始めて，次いで離れたところのカードをもってくる，カードを示して離れたところのものを取ってくる，カードに対応した反応をするなどの段階を経て，言語能力の獲得までを目指す方法です．わが国では筑波大学の園山教授をはじめとして多くの研究者，実践者が出始めています．ABA の一つに含まれますが ABA の DTT よりは負担が少なく，知的な発達の段階に関わらず応用しやすいという特徴がありますが，自発言語の獲得という面では DTT よりはやや劣る印象を個人的にはもっています．ですから私は当初は ABA の DTT を試み，1 年以上続けても進展しない場合，特にそのために保護者が焦りを感じてくる場合にはお勧めしています．

　HAC（Home program for Autistic Children）は，聴覚課題から行動課題

へとステップを分けて自閉症児の行動を変え，コミュニケーション能力の獲得を目指す方法です．私の経験は少ないのですが，知的能力の高い群に比べて低い群での獲得が劣る印象があります．しかしABAほど長い時間がかからないこと，そして身体を含む重複障害の場合にも利用可能なこともあります．

　なお，わが国独自の自閉症の評価や療育方法として太田ステージも用いられてきました．東京大学精神科で自閉症診療に長く携わられた太田昌孝先生を中心としてまとめあげられたもので，毎年研究会（http://kokorosci.web.infoseek.co.jp/p04_2.html）も開かれており，発達障害者支援センターや特別支援学校などでもこの方法を取り入れているところは少なくありません．ただ自閉症療育に対する国際的な流れがTEACCHからの環境設定や，ABAを初めとする早期個別集中介入が中心となっていることから，現在は大きな流れにはなっていないように感じています．

言語的な対応がみられるようになってからの療育

▷TEACCH（Treatment and Education for Autistic and related Communication handicapped Children）
▷ABA（Applied Behavior Analysis：応用行動分析）
▷VB（Verbal Behavior）
▷RDI（Relationship Developmental Intervention：対人関係発達への介入）
▷SST（Social Skills Training：社会生活訓練（SST））
▷CBT（Cognitive Behavior Therapy：認知行動療法）

　言語的コミュニケーションがある程度可能になり，指示の理解，指示に従った行動ができるようになると（おおむね6歳以上，小学校に入ってから），療育として選択できる幅も広がってきます．TEACCHやABAの方法や原則は，この時期になってももちろん適用可能であり，それに

よってよりコミュニケーション能力も向上を目指すことができますが，それ以外に個別あるいは少人数の対応として，VB（Verbal Behavior），RDI（Relationship Developmental Intervention：対人関係発達への介入），SST（Social Skills Training：社会生活訓練），CBT（Cognitive Behavior Therapy：認知行動療法）などが応用可能となります．

　VB（Verbal Behavior）は ABA の一つの方法ですが，言語機能とその行動への応用，言語的な要求を可能にすること，言語指示によって問題行動を減らすことなどを特徴とします．わが国ではオーティネット（http://auti-net.org/program.html）などが推進しています．

　RDI は Gutstein らによって開発された自閉症への療育方法の一つであり，言語的なコミュニケーションよりも，特に導入部分では非言語的な対人関係能力の向上を目指しており，6 つのステップに沿ってトレーニングを進めていきます．ABA が言語的コミュニケーション能力の到達を目指すことと異なるようにもみえますが，実際には療育上の共通点は数多くあります．RDI はいかなる状態の自閉症にも対応と掲げてはいますが，私の少ない経験からは自発言語が出てからの方が適しているように思われます．大学などの研究機関で RDI について研究，対応を始めているところはいくつかありますが，一般への普及という点ではセラピストが極めて少ないこともあり，これからの課題のようです．

　SST（Social Skills Training：社会生活訓練）は学童期以降，場合によっては幼児期にも対応可能な療育方法です．言語的コミュニケーションを獲得し，言語的指示が理解できるようになってから，私は応用しています．基本的には望ましい行動を獲得，強化し，望ましくない行動を減らす，場合によっては破壊的行動を消去するという，当たり前の行動療法の一つであり，多くのテキストブックが出ています．私は外来診療の場でも SST をしばしば行っていますし，薬物療法はなるべく行いませんので，学童以降はむしろそれが診療の主体といってもよいかもしれません．（外来での SST については第 10 章を参照）．

CBT（Cognitive Behavior Therapy：認知行動療法）にはそれぞれの中にさまざまな実践的療育方法があり，主として小中学生に行われていますが，高機能自閉症など発達障害に特化するというよりは，子どもたちの問題行動も含めて，より一般的な教育，指導方法として位置づけられているようです．

　そのほかの方法として，自閉症児の知覚過敏を活かした，あるいはそれを軽減するための音楽療法を含む感覚統合療法も以前から行われています．わが国では作業療法士が中心となってこれを行っており，触覚刺激を初めとする感覚入力を治療に応用するものです．一定の効果は認められますし，比較的多人数に対して実施できるという点で普及していますが，個々のコミュニケーション能力の獲得という面ではABAよりは低いと感じています．これについては日本感覚統合学会のホームページを（http://www.si-japan.net/）を参照してください．

　自閉症に限らず，知的障害児や重複障害児に対しても1970年代から行われている療育方法として，Portageプログラム（療法）があります．これはアメリカの小さな都市で始まり，その都市の名前から名づけられていますが，「乳児期の発達」「社会性」「言語」「身辺自立」「認知」「運動」の6つの分野から，それぞれの子どもがもつ問題点にアプローチする方法です．わが国では日本ポーテージ協会（http://www.ne.jp/asahi/portage/japan/）が中心となって活動しており，この方法を取り入れた療育施設もあります．自閉症に限っていえば，前述のABAなど自閉症対応プログラムの方が効果が高いというのが私の印象ですが，障害児全体に対する療育プログラムとしては優れていると思います．

療育の目的は Core から Category へ

▷Core にいる子どもをどうやって grey zone そして category に移動させるか
▷自閉症の特性は残るので，category まで到達すれば大成功
▷でも時々逆戻り

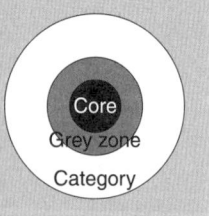

繰り返しますが，自閉症の特性自体は多くは成人になるまで続いていきます．早期療育によって，自閉症の特性そのものも消失したという報告もありますが，まだ生涯にわたる経過観察がなされての結論ではありません．いったん消えたようにみえても，数年の間にその特性が再び出現し，社会生活上の困難につながることは少なくありません．

ですから，実際の社会生活上の困難あるいは予測される困難を抱えて Core にいる子どもたち，大人たちをどうやってより困難の少ない Grey Zone に導くか，そして可能であれば自閉症の特性は抱えていても社会生活上の困難のない Category に導くかが療育の目的といっても差し支えないと思います．もちろん，せっかく Core から Grey zone，Grey zone から Category まで何とかもっていっても，その後の二次障害などによって再び Grey zone に戻ったり，場合によっては Core に戻ったりすることもあります．そのときの自閉症の特性に対応するということだけではなく，抱えているあるいは予想される社会的困難にどのように計画性をもって対応していくかが，療育だけでなく生活を支えていくためにも，必要だということです．

障害を暖かく見守る？

▷暖かく見守るという言葉は美しいが
　→実際には見守っているだけで何もしないこと
　→様子をみましょうもある意味で同じ
▷子どもたちはどんどん大きくなる，大人たちはせっぱ詰まっている
　→適切な対応をすること，時間は思っているほど「ない」
▷見守ることではなく
　→理解し，「具体的に」支援すること

　わが国では障害に対して「暖かく見守る」という表現がしばしば用いられます．もちろん自閉症も例外ではありません．でもよく考えると，暖かく見守るという言葉は，表現は美しいけれども，見守るだけで何もしないことになりかねません．手立てがないといっているのにある意味では等しいと思います．もちろん冷たい目でみるよりは暖かい目でみる方が重要であることはいうまでもありませんが．

　しかし自閉症の療育一つをとっても，たとえば3歳からできる療育を10歳でもできるかといいますと，そうとは限りません．脳の発達や，詳細はわかっていませんが，脳の可塑性の臨界期などの問題があり，療育に，特に集中的な療育においては有効な時期は限られているように感じています．ですから暖かく見守るのではなく，療育を含めてそのときにできることをするということが重要だと感じています．社会資源や情報の局在の問題から，必ずしも有効な社会資源に出会うことなく年齢を重ねている場合もしばしば目にします．そのときにどうするか，やはり子どもたちをていねいに診ることが第一歩です．抱えている問題をきちんと把握することにより，何らかの対応を考えることはできます．7歳の子どもを診ていて，3歳から診ていればもう少し何かができたのにと感じることは確かにあります．しかし臨床医としての私の立場は，患者さ

んを拝見したときがスタートですから,そこでできることを考えるしかありません.ただ「暖かく」見守られて適切な療育の時期を逃してしまう場合がありますし,それが残念に思われることも事実です.

大人の高機能自閉症の場合には,対人関係や職業上の問題で,せっぱ詰まった状況になってから相談にみえることが多いので,そのときに暖かく見守っていても何もなりません.それよりは,そのときにどうすればよいかという対応を,診断や告知を含めてなるべく早い時期に考えていく必要があります.ですから,やはり見守ることが大切ではなくて,理解し,どうやって支えていくかということが重要になります.

個別療育と集団療育

▷今までのわが国の行政は集団療育を勧めてきた
　→適切な個別療育の社会資源がなかった
　→評価される個別療育が認められていなかった
▷集団療育はコストがかからず,時間や場所の制限も少ない
　→個別療育は時間も費用もかかる
▷TEACCH は集団療育で取り上げられる
　→単なる療育だけではなく包括的なシステムだが,療育が強調される
　→ただ見守るよりは効果がある
▷アメリカを始めとして流れは環境を TEACCH で,そして個別療育を ABA がその代表となっている

集団療育と個別療育については,行政は今まで集団療育を勧めていました.当たり前ですが,個別療育は費用も手間も人手も,たくさんかかります.行政はそうした社会資源をもっていませんし,また費用の面からも,自閉症においても集団療育が勧められています.

その集団療育は,多くは児童福祉法に定める精神遅滞児の通所施設で,

障害者自立支援法に基づく事業として行われています．すなわち自閉症の早期療育がまだ一般に認められていないわが国では，自閉症も，自閉症を伴わない知的障害も同じ場所で療育をされているという状況です．自閉症には自閉症としての対応が必要であるということの認識は少しずつ広がってきていますので，最近では先述のTEACCH，特に視覚構造化が多くの療育施設で取り上げられるようになりました．もちろんそれだけでもただ見守るよりは効果が期待できます．しかし早期の集中的な個別介入に比べればその効果は十分とはいえません．

　では行政が個別療育にも介入すべきでしょうか？　私はすべきだと思っています．ABAのところでもお話ししましたが，個別療育の代表であるABA一つをとっても大変な時間と手間がかかります．適切な支援がなければ家族の負担は大きなものになります．そう考えれば，大きく伸びる可能性のある，そしてうまくいけば普通に社会で生活することが可能になるかもしれない自閉症に対して，行政が早期から手を差し伸べることは意味のあることだと考えられます．実際にアメリカやカナダの一部では，自閉症と診断された場合に，公費でABAを行っているところが増えてきました．そしてそれが一定の成果を上げていることも報告されるようになって来ました．今すぐには無理かもしれませんが，いずれはわが国でも自閉症に対する早期療育に対して，行政からの援助が行われることが望まれます．

療育を行わないとどうなるか

▷それぞれの子どもたちは発達するが障害があればIQは低下傾向になる

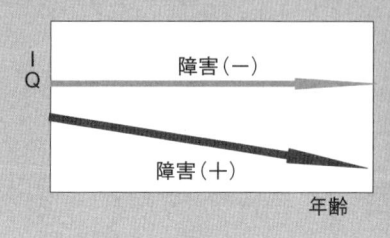

```
IQ
      障害（-）
       ────────▶

       ＼＿＿＿＿＿＿＿
         障害（＋）
                      年齢
```

　障害を抱えている場合に，療育を行わないとどうなるかということです．通常の場合には，たとえば3歳では知能検査はむずかしいので発達指数が100と判定された場合，多くの場合は6歳になっても100です．ところが，たとえば3歳の時に発達指数が60である自閉症の子どもたちに何もしないと，6歳になれば30ぐらいまで下がっていきます．これは，自閉症を抱えているから子どもが退行するということではありません．それぞれの子どもたちを丁寧にみていけば，それぞれの子どもたちは必ず伸びてはいきます．折れ線型や崩壊型の一部を除いては伸びていきますが，その他の子どもたちの伸びがそれよりも著しいので，相対的には遅れが大きくなっていると判定されます．これは運動面で，たとえば脳性まひの子どもたちに療育を行わなければ，病変が進むわけではないのに相対的な運動評価が低下することからも理解しやすいと思います．

　ですから何もしなければ相対的な発達指数は年齢とともに低下することが少なくありません．療育はそのためにも必要です．早期療育によって発達指数が3歳の時点から6歳までに大きく伸びた子どもたちは，何人も目にしています．

幼児期の自閉症の問題点

▷自閉症という診断が出た
　→障害は宣告されたが，将来像は？
　→発達指数，発達評価の意味するもの
▷幼児期に言葉が出ていない
　→将来どうなるのか誰も知らない
　→Road Map も描けない
　→見守るだけでは期待できない
▷保護者にとってもつらい時期
　→何かができるかも知れない
　→何かをしても無駄かもしれない
　→できることを信じるしかないかもしれない
　→商業主義にも対抗しなければならない

　幼児期に自閉症の診断が下るということは，家族にとっても大きな衝撃です．障害を宣告され，将来像がみえないという状況は，絶望感をも招いてきます．私は自閉症の診断を告げる場合には，療育の可能性も併せてお話をしていますが，実際には発達指数が低いことを示され，障害の存在だけが強調されることも少なくないようです．この場合には発達指数が低いことは，実はその時点での発達指数を示しているだけなのですが，保護者にとっては「一生続く遅れ」と受け取られていることが少なくありません．それに対して，何かできることがあるだろうと考えて道を探すということは保護者にとっても容易ではありません．

　でも考えてみましょう．言葉の出ていない自閉症の子どもがいます．本当にこの子は一生しゃべることができないのでしょうか？　この遅れは一生続くのでしょうか？　確かに何もしなければそうかもしれません．しかし本当にそうなのか，実は誰も知りません．幼児期に言葉が出ない，

発達が遅れているといわれた時点では，将来への夢は閉ざされてしまいます．障害を抱えていたとしてもふつうは後述の Road Map をつくっていく必要がありますが，それすら描くことはできません．もちろん先にもお話ししたように「暖かく見守る」ことにも限界があります．

しかし，多くの保護者は「このままでは終われない．もしかしたら何かが起きるかもしれない」と考えます．そこでいろいろな療育を試みますが，先ほどお話ししたような療育のさまざまについても多くの保健担当者や行政担当者はよく知りませんし，保護者にとっても何をどう選択すればよいかの判断は簡単ではありません．そのために先がみえないつらさから，ときには療育が中断してしまうことにもつながりますし，ときには療育が「これでなければいけない．これ以外は認めない」という教条主義的になってしまうことすら起きます．あってほしくないことではありますが，商業主義的な「療育機関」も残念ながら存在します．

ここまでお読みいただければ理解していただけると思いますが，こうして悩んだり迷ったりしている保護者の方たちに，自閉症という診断が出たからといってすべてが終わったわけではないことをお話ししていただければと思います．もちろん自閉症の原因はまだわかっていませんし，100％有効な療育方法が存在するわけでもありません．しかし 20 年前に比べれば，自閉症療育が大きく進歩している，これも事実です．

第4章
高機能自閉症をめぐって

Asperger症候群から高機能自閉症への流れ

▷1944年，オーストリアのHans Aspergerが初めて報告した
  知的に劣っていないのに
  →会話がうまくつながらない，指示が通らない
  →友だちができにくい，友だちとうまく遊べない
  →何かに熱中し始めると止まらない
▷1970年代にLorna WingによりAsperger症候群が再発見された
▷1980年代に入り，知的障害を伴わない自閉症の存在が国際的に認知された
▷1990年代に入り，高機能自閉症の概念が広まってきた
  →わが国では2000年代に入ってから
▷現在20歳以上の高機能自閉症は小児期に診断されていない
  →何か変だと思われながら大人になってしまった
  →多くは障害のせいではなく，個人のせいにされている

　高機能自閉症という表現がわが国で一般的になってから，まだ数年しかたっていません．現在の高機能自閉症の考え方を最初に報告したのはオーストリアのHans Aspergerです．この論文がドイツ語で書かれていたということ，そして第二次世界大戦の敗戦国であったということもあってか，長く忘れられていました．自閉症に関するLeo Kannerの英語で

書かれた論文が出たのは1943年ですが，これが瞬く間に世界に広まり，自閉症という概念を広めたのとは対照的でした．

1970年代にAsperger症候群がLorna Wingによって再発見され，その後1981年のLorna Wingの論文もそうですが，知的障害のない自閉症が少なからず存在するという認識が国際的にも広がってきました．この時点では，Asperger症候群という名前で呼ばれていましたが，知的障害のない自閉症がかなり存在するということが明らかになりました．この時期にできた映画の一つが「Rain Man」で，Dustin Hoffmanが演じた高機能自閉症の方のストーリーです．私はアメリカの学会で話した帰りの飛行機の中でこの映画をみて，非常に驚いたのを覚えています．私もこの当時は，自閉症はほとんどが知的障害を伴うものだと考えていましたから，大きな衝撃を受けました．この時期から，知的障害の明らかではない自閉症という障害が認知されるようになってきました．

もちろん，それまでにも一部にはSavan症候群（idiot savant），「白痴天才」という特殊なことには能力は高いけれども，コミュニケーション能力が低い人たちがいるということも知られてはいました．しかし，Savan症候群の場合と高機能自閉症の場合では，少し違うように感じています．同じように才能に恵まれた部分はあるのですが，Savan症候群のコミュニケーション能力の低さと，高機能自閉症で普通に社会生活を送っている人のコミュニケーション能力には，少し差があるようです．Savan症候群といわれていた時代には，そのコミュニケーション能力を改善するための手段が講じられていなかったのに対し，現在ではさまざまな手段が講じられることも差を生んでいる原因の一つかもしれません．

そして1990年代の後半から高機能自閉症という表現が広がり，最近10年間にはかなり定着してきました．ですから現在20歳以上の高機能自閉症の人たちは，子どものときには診断されていません．

高機能自閉症とAsperger症候群という名前が並列して使われることもよくあります．巻末資料に掲げたアメリカ精神医学協会のDSM-Ⅳ-TR

での Asperger 障害，WHO による ICD-10 での Asperger 症候群は，いずれも広汎性発達障害（Pervasive Developmental Disorder：PDD）の中に位置づけられていますが，基本的に言葉の遅れがないということが定義に入っています．言葉の遅れがある場合には DSM-Ⅳ-TR では分類不能の広汎性発達障害（PDD-NOS：PDD Not Otherwise Specified）という診断になり，ICD-10 では非定型自閉症という診断になります．そして実際には DSM-Ⅳ-TR を用いると Asperger 障害よりは PDD-NOS の方が数が多いという報告も増えています．わが国では，子どもの時期に言葉の遅れがなく，そして知的に障害がなければ Asperger と呼び，言葉の遅れがある程度みられる場合には高機能自閉症と呼んで区別している場合もあります．

しかし，大人になればすべて一緒で，特に両者を区別する意味はないということで，高機能自閉症という表現が一般的になりつつあります．

高機能自閉症とは

▷自閉症の 3 つ組がある
　→社会性の問題を抱える
　→コミュニケーションの問題を抱える
　→想像力の問題を抱える
▷知的障害が明らかではない
　→国際的には IQ70 以上
　→社会生活の面からは IQ が 85 以上ならば一人暮らし可能

そのような流れの中で，1980 年代後半から Lorna Wing らは自閉症全体の中には共通した症状はあるが，その中には知的な状況や症状の状況も含めて連続性がある，すなわち，spectrum と考えた方が理解しやすいという概念を提唱しました．自閉症スペクトラム障害（Autism Spectrum

Disorder：ASD）の誕生です．症状としては，社会性の問題，コミュニケーションの問題，想像力の問題があげられており，いわゆる自閉症の3つ組と呼ばれるものです．

この3つ組をもっていて知的な障害のない群を高機能自閉症（High Functional ASD：HFASD　高機能とは知的に障害がないという意味）と位置づけたわけです．これならばAspergerをめぐる診断の混乱も避けることができますし，自閉症の一部として考えることも容易になります．この考え方が1990年代から徐々に国際的にも広がり，2000年代に入ってからわが国でも広がってきました．実際，海外の文献をみても，最近ではAspergerという表記よりはHFASDという表記の方が多くなってきています．

では高機能はどのくらいからかというと，国際的には70以上です．平均のIQを100としますと，標準偏差（1 SD）が15になります．一般的には2 SD以上の場合に異常と判定することが多いので，2 SDの値，すなわち70を境界値として用いているわけです．

しかし私の個人的な意見ではありますが，成人になったときに一人で身のまわりのことをして，生活をする，一人暮らしができるレベルは，IQが85くらい必要であると感じています．ですから臨床的には私は85以上を高機能自閉症として扱っていますが，70〜85の方たちに対しても，もちろんできる支援はしています．ただ，70〜85程度の場合には，一人暮らしというよりは，たとえばグループホームのようなところで援助を受けながら仕事や生活をしていく方が安全かなと感じています．

高機能自閉症ではコミュニケーションの問題が大きな問題です．そして先にもお話ししたように言葉による言語的コミュニケーションに比べて，身振り手振りなどを含む非言語的コミュニケーションの障害が，社会生活上の困難に直結しているように見受けられます．

高機能自閉症の頻度については，さまざまな報告があります．わが国ではKawamuraら（Psychiatr Clin Neurosci 62：152〜159, 2008）が愛知県

豊田市において 12,589 人を対象として調査し，自閉症は 1.81％の頻度で認められ，男女比が 2.8 であること，IQ（一部 DQ）が 70 以上の群，すなわち高機能群が 66.4％を占めたことを報告しています．5 歳児健診を私が実施した経験からは約 1％が高機能自閉症でした．

非言語的コミュニケーションの問題

▷身振り・手振りを示すことが少ない，理解ができない
▷表情で表現できない，表情が理解できない
▷表現が場に合わないことがしばしばある
▷視線が合わない，合っても奇妙な感じがする
▷比喩，例え話が理解できない

　身振り・手振りはそれ自体をすることが少ないだけでなく，理解もできないことがしばしばあります．またよくいわれる割に多くはないのですが，たとえばバイバイをするときに手のひらを自分に向けているなど奇妙に感じられることもあります．表情についても同じです．相手が怒っているのか笑っているのかがわからないために，場に合わない表現をして相手を怒らせたり，からかわれたり，いじめられたりすることもよくあります．視線については相手の目をみることが苦手であることが多いので，会話が続きにくい，興味がないと判断されやすいなどの問題があります．さらに比喩，例え話などが理解できないこともよくあります．具体的な概念の理解は上手なのですが，抽象的な概念の理解には困難を感じていることもよくあります．

　私はこの非言語的コミュニケーションの問題が高機能自閉症における社会生活上の困難に結びつきやすいと考えていますし，それを何とかすることが大切だと思います（これについての社会生活訓練（SST）については第 9 章を参照）．

高機能自閉症：そのほかの特徴

▷何かに熱中し始めると止まらない
　→周囲の反応は気にしない，目に入らない
▷熱中していることについての集中力，記憶力はすばらしい
　→しばしば想像を絶する
▷しばしば運動面での不器用さ（協調性運動障害）を合併する
　→特に球技が苦手なことが多い
▷良い日と悪い日がある
　→日により，理解やコミュニケーションに大きな差がみられやすい

　そのほかにも何かに熱中し始めると止まらない，そして熱中していることについての集中力や記憶力がすばらしいという特徴もしばしばみられます．熱中していることについては，周囲がどう思ってもどう感じても気にしません．後でも例をいくつかお話ししますが，その集中力はすばらしいものです．ただ周囲を気にしないために，それが社会生活上の不都合さをもたらすこともあります．
　ADHDでもそうですが，運動面でのぎこちなさがしばしばみられます．これは発達性協調運動障害（developmental coordination disorder：DCD）とも呼ばれています．5〜8歳ころに一番目立ち，10歳を過ぎると目立たなくなることが多いのですが，ぎこちない走り方や，跳び方もそうですし，ボールを投げる，蹴るなどの球技でつまずくことが少なくありません．これは合併症といってもよいかもしれません．
　さらにコミュニケーションの問題とも関連しますが，のりの良い日と悪い日の差が極端に大きいこともしばしばです．ある日はコミュニケーションもスムースで行動の問題も表に出ないかと思えば，次の日には全然うまくいかない，これもよくあることです．

第2の高機能自閉症

▷Savan 症候群は以前から知られており，今では高機能自閉症と考えられている
　→コミュニケーションや社会性の問題はあるが特殊な才能として扱われてきた
▷それ以外にも，知的障害がなく，自閉症特性をもつ成人は少なくない
　→幼児期から言葉の遅れはないか，あっても学童期には追いついていた
▷早期療育の普及に伴って，言葉の遅れがあっても追いつくケースがある
　→従来の認識では，追いつかない
　→知的な能力の問題もみられないケースがある
　→これは「第2の高機能自閉症」？

　最近では第2の高機能自閉症と呼ぶしかない子どもたちをみかけるようになりました．従来は言葉の遅れがみられ，放っておけば伸びてこないと思われた子どもたちが ABA など集中的な個別療育を受けることによって，言語能力を獲得し，それに伴う理解力も出てくる場合です．そうなれば知的障害ではなく，高機能になります．

　集団での通所による療育だけをしていれば，おそらく特別支援学校，うまくいけば特別支援学級に行くかという子どもたちが，早期療育を行って言語を獲得すると，通常学級に入ることが増えてきたわけです．もちろん20～30代になっている高機能自閉症の人たちは，幼児期に集中的なトレーニングは受けていません．ですからその方たちを本来の高機能自閉症と呼んだ場合に，集中的療育を受けることによって高機能自閉症の範疇に入ってくる，いわば第2の高機能自閉症というグループが出てきたように感じています．逆のいい方をすれば，2～3歳で言葉が話せない自閉症と診断された子どもたちにとっては，まずは第2の高機能自閉症になろうということが，とりあえずの目標になるのかもしれません．

高機能自閉症はいつごろ診断される？

▷疑いは幼児期からもたれることが多い
　→視線が合わない，友だちとうまく遊べない，自分の世界に入るなど
　→しかし幼児期には社会生活上の困難が明らかとは限らない
▷言語的なコミュニケーションと非言語的なコミュニケーション
　→その乖離が明らかになってくるのは5歳以降
▷社会性の問題
　→多くは学童期以降に問題になる
▷想像力の問題
　→多くは学童期以降に問題になる
▷成人になるまで診断されていないこともしばしばある

　どの時期から高機能自閉症が診断できるかということもよく聞かれます．疑わしければ，視線が合わないことや友だちが出来にくいことなどから，幼児期から可能かもしれませんが，やはり言葉によるコミュニケーションと，非言語的なコミュニケーションの差が明らかになるのは，大体5歳から後だろうと考えられます．この年齢が診断可能な年齢かもしれません．臨床的には4歳で診断している場合もありますが，この年齢では診断にすら至らない方が多いと思います．多くは小学校入学後に診断されることになりますが，成人になるまで診断されていないことも少なくありません．
　社会性の問題は，子どもたちが一つの社会を共有するようにならないと表には出てきにくいので，幼稚園，保育園で問題になる場合もありますが，多くはその困難さは学童期以降に明らかになります．想像力の問題については，抽象的な概念の理解や，場の状況の把握などが困難さをもたらしやすいのですが，やはり多くは学童期以降に問題になります．
　たとえば4〜6歳のころ，高機能自閉症の子どもたちは得意なことに

関しては能力を発揮します．電車に凝っている子であれば，電車の図鑑を1冊丸ごと覚える．昆虫に凝っている子であれば，周りの虫のことはもとより外国のカブトムシまでよく知っている．このように何か好きなことに関しては，すばらしい能力を発揮していることがあります．話したり目を合わせたりするのが苦手だけれども，何か好きなことになると能力を発揮するというアンバランスさを感じた場合には，高機能自閉症も考えてみてもよいかもしれません．

最近ではDSやPSPなどの携帯型ゲーム機が，子どもたちの間でも流行っています．それぞれにはマニュアルや攻略本が出ていますが，6歳ぐらいでも字を読むことができることはしばしばです．そうすると「歩くマニュアル」「歩く攻略本」みたいに，かえって周りから尊敬されたり尊重されたりしていることもあります．

何かに一芸に秀でている子どもたちは，周りから一目置かれますので，コミュニケーションが下手なわりには，その集団の中で生きていきやすいということになります．ただその一芸だけで大人までずっと生きていくわけにもいきませんので，コミュニケーション上のいろいろな問題が，たとえ幼児期から小学校低学年までうまくいっていたとしても，思春期に入るところで壁にあたることが多いように感じています．

高機能自閉症の集中力

▷高機能自閉症，興味のあることについての集中力はすごい
　→とても凡人には太刀打ちできない
▷特に小児期にはその集中力が社会的に必要とされないことで発揮される
　→まず集中力があることを認め，それを将来に活かしていくこと
▷その集中力が授業中に，授業以外に向けば……障害
▷その集中力が職業に活かされれば……才能

とにかく彼らの集中力には，本当にすごいものがあります．私が診ている中で3人同じような子がいます．「のぞみ号東京発博多行」というと，彼らは40分位しゃべっています．その間に出てくる車内放送をすべて覚えていてしゃべることができるわけです．最初はそういうDVDやCDを売っているのかと思いましたが，そうではなく，3人とも同じやり方をしていました．インターネットでパーツを集め，それを一つにまとめて覚えるということです．

　そのようなものすごい集中力で40分ずっとしゃべるのですが，特に子どものときにはそれが社会的に必要とされていないことで発揮されることが多いようです．新幹線の車内放送を覚えても，将来それを生活の糧にすることはできません．

　授業中を例にとっても「のぞみ号が今名古屋」と考えていれば当然授業を聞いていませんから障害になりますけれども，その記憶力・集中力を別のことで職業的に活かせれば，当然才能ということになるわけです．それを活かして生活している人は少なくありません．

高機能自閉症からの移行と合併症

▷てんかんの合併は少なくない
　→自閉症全体では25%とされる．高機能群ではそれより少ない
▷不登校・ひきこもり
　→不登校は交友関係やいじめなどから起こりやすい
　→ひきこもりは不登校からはじまる
　→いったんはまると長期化しやすい
▷パニック障害
　→ひきこもりとも合併しやすい
　→15歳以上で増加し，成人ではかなり多い
　→薬物療法だけではうまくいかない

第4章 ◆ 高機能自閉症をめぐって

▷うつ病
　→15歳以上で多くなる
　→時に双極性障害であることも
　→適切に対応しないと経過が長引きやすい
▷学業不振

　高機能自閉症，あるいは自閉症の場合には，てんかんの合併が多いということは以前から知られています．ですから，けいれん発作がなくても，脳波をとって確認しておく必要があります．自閉症でのてんかんの合併率は約25％と考えられています．高機能自閉症では合併率は明らかになっていませんが，経験上は5～10％程度と思われます．てんかんを合併している場合には，あるいは実際の発作がなくとも脳波での異常が著しい場合には，抗けいれん剤（sodium valproate：デパケン®，セレニカ®，carbamazepine：テグレトール®，テレスミン®など）を使用することになります．てんかん発作だけではなく，落ち着きのなさや感情の揺れに対して，これらの抗けいれん剤が有効である場合もあります．

　不登校の合併率も経験上20％を超えます．ここではいじめの問題がしばしば関与してきます．15歳以上の高機能自閉症の方たちに小中学校時代のいじめについて質問したところ，約70％では「いじめられた」経験がありました．最初のいじめは小学校3～4年生に多く，もっとも激しかったのは中学校のころという回答でした．高機能自閉症の場合には，場の雰囲気が理解できなかったり，場にそぐわない言動をしやすかったりすることから，からかいを始めとするいじめの対象にはなりやすいといえます．いじめ以外にも交友関係がうまくいかなかったために孤立してしまう，担任とうまくいかないなどの理由からの不登校がしばしばみられます．

　ひきこもりはほとんど不登校からつながってきます．そしていったん

はまると長期化しやすい傾向があります．ひきこもりは人間関係を含む通常の社会生活活動が6か月以上途切れ，外に出られなくなる状態です．高機能自閉症の場合には，パソコンなど家で快適に集中できるものがあると，なかなか脱却できません．

不登校にせよ，ひきこもりにせよ，これらは一種の社会不適応ですから，後述の社会生活訓練（SST）などを通じて社会性を保つようにしていく必要があります．なかなか相談や受診には来てくれませんので，家庭訪問が必要になる場合もあります．

小学生までは少ないのですが，パニック障害も中学生以上ではみられるようになり，成人では経験上30％以上に合併します．強迫性障害を同時に合併することもあります．人の多い開放的な空間を怖がる広場恐怖（agoraphobia）を伴うこともありますが，20歳以下では少ないようです．特定の場面や，予想外の場面，緊張したときなどに感情のコントロールを失い，パニック発作を起こします．頻度によってはSSRIなどを持続的に投与することもありますが，予期不安（何かよくないことが起こりそうと感じる）が中心の場合には，diazepamの頓用などが有効な場合もあります．ひきこもりに合併した場合には，パニック障害への対応をしないとひきこもりからの脱却は困難になります．

うつ病の合併は10歳ぐらいからみられます．うつ病にみえても双極性障害（いわゆるそううつ病）である場合もあり，うつ病の場合にはSSRIがよく用いられますが，双極性障害の場合にはSSRIではコントロールは困難です．思春期の双極性障害では，気分の変調が1日の間に何度も繰り返すようなこともあります．うつ病の診断は疑うことから始まります．意欲の低下，感情のコントロール能力の低下は一般的に見られますが，不眠や食欲不振は特に思春期でははっきりしないこともしばしばです．薬物療法として，私はsulpyride（ドグマチール®など）の少量療法を行うことが多いのですが，SSRI（小児ではルボックス®，デプロメール®）を使用する場合もあります．

学業不振は意外に少ないのですが，不登校，ひきこもりの場合には問題になります．それ以外にも学校での授業中に，自分の好きなことに没頭し，授業を聞いていないために学業不振になることが，特に中学生以降にはみられやすくなります．小学校の時代には授業を聞いていない割には成績がよいという評価を得ることが少なくないようです．

その他にも自閉症には catatonia（動きのかたさやコミュニケーションのかたさ）がみられるということが以前からよく知られています．気になる場合には minor tranquilizer などを使用することもあります．また場面によって話せなくなる選択性寡黙（家ではしゃべるけれども学校ではしゃべれないといった症状）が出てくることもあります．

高機能自閉症の治療の基本

▷根本的な治療はない
　→サプリメントの有効性，キレート療法の有効性は確認されていない
▷Self-esteem を高めることが何よりも大切
　→できないことを責められている限り self-esteem は高くならない
▷社会生活訓練（SST）が重要
　→子どもたちだけではなく，大人でも
　→コミュニケーション能力を身につける，高める
▷うまくいった経験を積む
　→失敗はいくら経験しても蓄積にならない

高機能自閉症の治療としては，症状をなくしてしまうような根本的な薬物療法はありません．多くのサプリメントが提唱されていますが，明らかな有効性は確立されていません．ビタミン B_6 の使用経験はあり有効かと感じられる場合もありますが，どの症状にどう特異的に有効であるかは明らかではありません．水銀を始めとする金属のキレート療法もイ

ンターネットなどで有名ではありますが，死亡例を含む重篤な副作用が報告されていること，有効とする個別の報告例はありますが，対照試験もなく，科学的根拠には乏しいと考えられます．日本小児科学会でも有効の根拠はないとする声明を出しております．やはり基本は self-esteem を高めることであり，どのようにして「できないことを責めない」「できることを評価する」かということで，これを行うかどうかによって生活の質は大きく変わります．そのためにも社会生活訓練（SST）は子どもから大人まで重要であり，その中でコミュニケーションスキルをどうやって高めるか，対人関係をどうやってうまくこなすかということを学んでいくことになります．外来でできる社会生活訓練（SST）については第9章でも触れます．そして長期的にフォローしていくときに大切なことは「うまくいった経験」，成功体験を積むことです．これによって少しずつ自信がついてきます．失敗の蓄積は役に立ちません．

高機能自閉症の将来は？

▷コミュニケーション能力には問題があるが…
　→正直，まじめ，率直，正義感がある（自分のルールの中では）
▷向いていない職業
　→訪問販売を始めとする営業，窓口業務，小学校以下の教員，コーディネーターなど
▷向いている職業
　→技術者，音楽・美術などの芸術家，棋士，コンピュータ関連（SE，インストラクター），教師（高校以上の専門性が高いもの），警察官・自衛官，介護・動物関連

高機能自閉症を抱えていると，コミュニケーション能力は高くはありませんが，正直で真面目で率直で正義感が強いというところが長所です．

しかしこれは「一般論」ではなく，自分の理解している範囲の中で，すなわちマイ・ルールの中でという条件があります．一般の社会常識とマイ・ルールは時々ずれていますので，それを一致するようにしていくことも社会生活訓練（SST）に含まれます．自分で納得していることについては厳格で忠実ですし，好きなことに対する集中力も優れていますから，職業的にもそれを活かすことが望まれます．

　当然のことながら営業マンや店員は向いていません．特に訪問販売は相手と目を合わせることが必要ですから，当然，不向きということになります．窓口業務でテンポよく人をさばくという仕事，対人コミュニケーションが中心となる公務員・銀行員等も向いていません．また同時に何人をも相手にして仕事の内容を切り替えるコーディネーターも不向きといえると思います．ここにあげた職業は実際に高機能自閉症を抱えた人たちが挑戦し，うまくいかなかった職業です．

　高機能自閉症を抱えていると，理数系に強いグループと音楽や美術などに強い芸術系のグループがあります．どちらにも当てはまる場合，どちらにも当てはまらない場合とありますが，どちらのグループかを考えてみることは職業選択にも役立ちます．多くは10歳を過ぎるとどちらのグループであるのかの推測ができるようになります．

　向いている職業としては，理数系ではじっくり取り組む技術者，プログラマー，システムエンジニアやインストラクターなど，コンピュータ関連も向いています．実はインストラクターがなぜ向いているかよくわからなかったのですが，実際に仕事をしているところをみると，パソコンの画面をみながら教えるので，相手の目をみながら教えるわけではないということがわかりました．時には教師も向いています．ここでいう教師とは，専門性の高い高校・大学以降の教師になります．小学校の教師や保育士は不向きな職業になります．芸術系では音楽家，画家，詩人などがあげられますし，囲碁や将棋のプロにも高機能自閉症を抱えている方がいます．理数系でも芸術系でもないかもしれませんが，警察官や

自衛官も向いています．しなければいけないこと，してはいけないこと，そして自分の守備範囲がきちんと決められているので，向いているといわれています．また介護や動物関連の仕事も向いているといわれますし，実際にうまくいっている方も少なくありません．

　高校生ぐらいになると，よくどんなアルバイトが向いているかの相談を受けることがあります．今，高校生で一番多いのがコンビニのアルバイトです．コンビニやスーパーのレジ打ちは次々にお客さんが来ますし，お客さんからのクレームもあって，すぐに対応しなければいけないので，あまり向いていません．それに比べてバックヤードと呼ばれる，飲み物や食べ物を補充したり，あるいはトラックで届いた荷物を仕分けしてお店に出しやすいようにしたりする裏方の仕事というのは，仕事自体は正確ですし，コミュニケーションスキルもいらないので，比較的向いているというようです．これはスーパーで野菜の重さを量って同じようにして袋詰めするような作業でも向いていることが多いので，アルバイトでなくとも長続きするようです．郵便物の仕分け，荷物の仕分けなども同様です．

第5章
ADHD をめぐって

ADHD の歴史的経過

▷1970 年代には微細脳損傷（Minimal Brain Dysfunction：MBD）
▷1980 年代には多動症候群（hyperactive syndrome），注意持続障害（short attention span）
▷1990 年代に入ってから ADHD の診断基準

　注意欠陥・多動性障害，ADHD（Attention deficit/hyperactivity disorder）の歴史的経過についてです．現在考えられているような ADHD の行動特性をもつ子どもたちがいることは，20 世紀の初めから報告がありますし，スペイン風邪の流行の後にも，脳炎後遺症としてこのような子どもたちの報告があります．しかし一群の障害としての考え方は，1970 年代の微細脳損傷（minimal brain dysfunction, damage）という呼び方，考え方から始まると思われます．それが 1980 年代に入って，多動症候群（hyperactive disorder）や，注意持続障害（short attention disorder, short attention span）という表現がされるようになりました．このころには広義の学習障害の一部として扱われることも少なくありませんでした．そして 1990 年代に入ってから ADHD の診断基準が DSM-Ⅲに掲載され，診断名がついたわけです．ですから，まだこの診断名ができてから，わずか 15 年ぐらいしか経っていません．最近では注意欠陥を注意欠如と呼ぶこともありますが，一般的には ADHD という呼び名の方が通用しています．

ADHDの症状

▷一次性の症状(不注意の症状,多動・衝動の症状)
▷分類(不注意型,多動・衝動型,混合型)
▷2つ以上の場所で症状がみられ,6か月以上持続する
▷7歳以前に症状が発現する
▷その症状によって社会生活に困難を抱える
▷二次障害を起こしたり,DBDマーチに移行することがある

　ADHDは一次性の症状(診断基準となる症状：DSM-Ⅳ-TRの診断基準は巻末にあります)が中心ですが,多くはそれに加えて二次性の症状(二次障害)が出てきます．一次性の症状としては,不注意の症状,すなわち忘れ物が多い,作業を途中で投げ出す,集中できないという症状がまずあげられます．これらの症状のために社会生活上の困難をきたす場合には,9症状のうちの6個以上を満たすことになり不注意型のADHDと診断されます．さらに多動の症状としてじっとしていられない,そわそわしている,すぐに歩き回るなどの症状,衝動の症状としてはルールを守れない,すぐに飛び出す,会話や順番に割り込むなどがあります．多動・衝動の症状の9症状のうち6個以上を満たし,そのために社会生活上の困難をきたす場合には,多動・衝動型のADHDと診断されます．不注意型,多動・衝動型の両方がある場合には混合型と診断されます．
　これらの症状が2つ以上の場所,すなわち学校,家庭,クラブなどでみられることや,症状が7歳以前に出現し,6か月以上続いていることも診断には必要です．もちろん症状が7歳以前に出現するということと,7歳以前に診断されるということは同じではありません．多動・衝動型の場合には行動上の問題が大きいので比較的早く診断される傾向がありますが,不注意型の場合には,そそっかしい,あわてんぼうなどとみられ,診断が遅れる傾向があります．実際に成人になるまで診断されない

場合も経験しています．

　また二次障害としての強迫性障害が出てから，その背後にある不注意型のADHDの診断にようやくたどりつくという場合もあります．二次障害についてはあとでお話をしますが，DBDマーチ（Destructive behavior disorder）としてADHDから反抗・挑戦性障害，行為障害，反社会的人格障害と移行していく場合に大きな問題になります．ADHDはあくまで行動の問題で，基本的には精神発達や運動発達の遅れはありません．ですからself-esteemの低下を防ぎ，適切に扱われることが大切です．

　疫学については，男子に5～6倍多いこと（私の外来では8倍です），頻度としては12歳未満では5～10%とする報告が多いようですが，自分で行ってみた5歳児健診での結果では，発見されたのはすべて男子，不注意型は見つからず，頻度は約1%でした．多動・衝動型は先ほどもお話ししたように行動上も目立つことから見つかりやすいのですが，不注意型のみの場合には，そのうちに何とかなるだろうという楽観も手伝ってしばしば発見が遅れます．ですから，たとえば10歳の時点でのADHDの正確な有病率の算出は困難かもしれません．

多動型のADHDはパワフル

▷疲れを知らずに動き回るパワーはすごい
　→凡人にはまねできない
▷そのパワーが授業中に発揮されれば……障害
▷そのパワーが職業に生かせれば……才能

　ADHDのパワーは本当にすごくて，朝の8時から夕方の4時までずっと動き回っているというようなことも簡単にできます．もちろん凡人にはとてもできないわけですが，そのパワーが授業中に発揮される．たとえば授業中に外で救急車が通っただけでそちらに注意がいってしまうな

どで，これは障害になります．しかし，次から次へと場面を変えていろいろなことを処理したり，続けて好きなことを展開していったりする能力にはすばらしいものがあります．それが職業的に活かされれば，生活の糧にもなりますので才能ということになるわけです．

ADHDのパワーにどう対応するか

▷その動き回るパワーに付き合っていると疲れる
▷パワーを活かそうというよりは減らしたくなる
▷でも不都合なパワーを減らし，好都合なパワーを増やす
▷そのためには「嫌いにならない」こと

しかしながら日常生活の中では，やはり「ADHDの子どもたちと一緒にいると，行動があまりにも激しいので疲れる」と，学校の先生たちや保護者の方はよくお話しされます．そうすると，パワーを活かそうというよりはパワーを減らしてしまいたくなるわけですが，障害とみられやすいパワフルな部分は，才能にも変わりうることを認識しておく必要があると思われます．障害の部分をいきなり才能に変えることは無理ですが，基本はその子を嫌いにならない，その子に回避感情をもたないことです．扱いにくいと思ったら才能の発見はおろか，障害の部分への対応も困難になります．そうお話ししているのですが，家庭ではともかく多くの子どもたちを抱えている学校では，いつもうまくいくとは限りません．もちろん，嫌いにならないということさえあればよいということではなく，本人に対しての社会生活訓練（SST）は必要ですし，それを行うことによって，本人のself-esteemも上昇し，まわりも楽になってきます．

ゲームなら集中できるのに

　ADHDでは集中できないのが特徴と思われているかもしれませんが，そうとは限りません．たとえば，コンピュータゲームや携帯型ゲーム機（DSやPSPなど）では何時間も没頭していることがあります．また保護者もゲームをさせておけば大人しくしていて文句をいわなくてもすむので，長時間のゲームを黙認していることもあります．

　ここで大切なことは，集中できないと思われている子どもでも，場合によっては集中できることを認識することです．そして，将来の生活の糧とはならないゲームではなく，将来にわたって役に立ちそうで集中できる何かを探すことです．それができればよいわけですが，簡単ではありません．まず「ゲームなんかでは仕方がない」と考えずに，集中できる場合もあることを評価することです．なおゲームについては，私は1日に30分以内にすることを勧めています．社会生活訓練（SST）のご褒美に使っている場合もあります．

ADHDからの移行

▷ADHDの一部がAsperger症候群に移行するといわれていた
▷子どものADHDの少なからぬ部分が成人のADHD，ADDに移行する
▷ADHDから反抗・挑戦性障害，行為障害への移行（DBDマーチ）
▷ADHDの特性を生かして社会的に成功をおさめる

　DSM-Ⅳ-TRにもADHDの一部が後にAsperger障害に移行すると書かれていますが，これはADHDとAsperger障害，すなわち高機能自閉症の併存診断を認めていないことによります．たとえば7歳の時点でADHDの症状が前面に出ていても背後に高機能自閉症の診断が存在し，10歳以降になって高機能自閉症の症状が社会的困難につながるような場

合は少なくありません．私は ADHD と高機能自閉症は合併し得ると考えていますので，移行というよりは，もともと共存しており年齢によって前面に出る症状が異なるだけと考えています．

　成人になると ADHD の H すなわち多動の部分が目立たなくなることはよくあります．そうすると不注意の症状が中心になりますので，その場合には ADD（Attention deficit disorder）として扱う場合もありますが，多動・衝動の症状が目立たなくはなるけれどもよく診れば持続していることが多いので，成人になっても多くは ADHD として扱ってもよい場合が多いように思います．しかしながら社会生活訓練（SST）や，本人が考えて行動し，社会生活上の困難が明らかではなくなっているような場合には，これは ADHD の診断ではなく，第 2 章でお話しした Category のグループに入っていると考えてよいと思います．

　一番社会的に問題となるのが，先ほど触れました DBD マーチです．ADHD から反抗挑戦性障害（Oppositional and defiant disorder：ODD）に移行し，そして行為障害（Conduct disorder：CD，最近では素行障害という表現もあります）に移行し，場合によってはその先に反社会的人格障害に移行するというマーチのように進行していくことが問題になります．ODD は周囲や家族への反抗や挑戦ですが，CD では第三者や社会への反抗や挑戦になりますから，犯罪につながってきます．反社会的人格障害は犯罪傾向そのものともいえます．いつごろこの移行が始まるかということですが，私の経験では 6 歳ですでに ODD になっている場合もありますが，多くは 10 歳ころから移行してきますし，10 歳を過ぎてからの初診ではすでに ODD になっていることもあります．

　ただ，私が ADHD の子どもたち，大人たちを診てきた印象からは，DBD マーチになりやすいのは，self-esteem の低い場合に多く，self-esteem が高い場合には移行は少ないと思います．自分に自信がある子どもたち，大人たちは「自棄になったり」「キレたりする」ことが少ないですし，まわりからもそれなりに良い評価をされていますから，DBD マー

チにははまりにくいのだと考えられます．逆に self-esteem が低い場合には，自分への評価も周りからの評価も低いので，DBD マーチにつながりやすいのではないかと思います．

あとでもお話しをしますが，ADHD を抱えていても，その特性を生かして社会的成功に結びつく人たちは少なくはありません．しかし社会的成功を納めるということは，社会生活上の困難はそれほど大きくないと推測されますから，たとえ症状があったとしても発達障害としては Core ではなく，Category になっていると考えられます．

ADHD の合併症・二次障害

▷DBD マーチ
▷強迫性障害
▷チック障害，Tourette 障害（多発性チック）
▷発達性協調運動障害
▷てんかん
▷学業不振

ADHD の二次症状としては先ほどもお話ししたように DBD マーチが大きな問題になります．これは非行や犯罪に結びつくばかりではなく，このマーチに入り込んでいる子どもたち，大人たちの self-esteem が低いことも大きな問題であり，社会生活上の支障になってきます．

強迫性障害（Obsessive and compulsive disorder：診断基準は巻末）は思春期以降に合併してきます．手を洗うことがやめられない，机やドアのノブを何度も拭き取る，トイレで何度拭いても洗っても納得できないなどの症状が出てきます．しばしばそういった状況にはまり込んでしまうことに対する予期不安もみられます．基本的な対応はよく話をすること，本人に状況を話してもらい耳を傾けることです．それによって強迫

的な行動が減少することは少なくありません．薬物療法としてはSSRIがしばしば用いられ，少量から開始し，2〜4週で増量しますが，即効性はなく，それだけでは治療効果は充分ではありません．予期不安に対しては，私はdiazepam（セルシン®など2〜5 mg）の頓用を行っています．

チックはADHDではなくとも男児では5〜7歳では一定の頻度で存在します．一つの動作のみの単純型チックの場合には，特に治療を要することなく経過観察で消失することが多いのですが，多発性チック，すなわち瞬きをする，頸をすくめる，顔をしかめる，顎を動かす，声を出すなど，同時にいくつかの症状がある場合には多発性チック，Tourette障害として扱うことになり，これは経過観察だけではなかなかよくなりませんし，カウンセリングだけでもなかなか軽快しません．約半数は10代後半以降に自然に消失しますが，症状による日常生活への影響は少なくありません．もともとのTourette障害は音声チックが症状の代表でしたが，現在では多発性チックとして扱われています．この場合には私はまずL-Dopaの少量療法（2〜3 mg/kg/日，分2）を試してみます．60〜70%程度に有効です．それで効果がなければhaloperidol（セレネース®など，0.75〜1 mg）やrisperidone（リスパダール®，0.4〜0.8 mg）の少量投与を行っていますが，思春期以降には強迫性障害を合併することも多く，治療も難航することが少なくありません．また多発性チックがある場合には後述のmethylphenidate（コンサータ®）は症状を悪化させるので使えません．なおわが国でも日本トゥレット協会（http://tourette.jp/）があり，啓発活動を行っています．

発達性協調運動障害（DCD）は高機能自閉症のところでも触れましたが，ADHDにおいても少なからず合併します．60%以上に合併するとする報告もありますが，私の経験では20〜30%程度です．治療としては感覚統合療法が以前から行われていますが，有効性はあまり高くありません．私は「運動がうまくできないこと」によって劣等感をもたないよう，すなわちself-esteemが低下しないよう，代わりの特技を身につけるな

どの方法を教えています．

てんかんの合併も報告によりさまざまですが，私の経験上は5%程度に臨床上の発作があるかどうかは別として，脳波ではてんかん性異常を認めます．てんかん性異常がある場合，methylphenidate（コンサータ®）は異常を悪化させることがあるとされており，使用できません．てんかんに対する治療は，高機能自閉症のところでお話ししたことと同じです．

学業不振は授業に集中できない，注意散漫になる，宿題をしないなどのことから，小学校低学年からしばしば問題になります．これに対してわが国では薬物療法が多く行われていますが，もっとも大切なことは，時間と手間はかかりますが，社会生活訓練（SST）を適切に行うことです．その中で小さな努力を評価し，self-esteemを上昇させることで，少しずつ子どもは変わってきます．なお，学習障害の読字障害を合併している場合には，SSTだけではなく，後述の道具を使用するなどの手立ても必要になります．

ADHDの薬物療法

▷ADHDを適応とする薬物
　→Methylphenidate（コンサータ®），atomoxetine（ストラテラ®）
▷一般的な向精神薬
　→SSRI，risperidone（リスパダール®）
▷気分を落ち着かせる薬
　→Sodium valproate（デパケン®など），carbamazepine（テグレトール®など）など

わが国ではADHDの治療としては，薬物療法が一般的に行われています．現在はmethylphenidateの徐放剤であるコンサータ®が多く用いられていますが，2009年にはatomoxetineであるストラテラ®が発売されま

した．methylphenidate は，即効性のリタリン®が乱用の問題で中止になり，2008年からはコンサータ®が使われています．コンサータ®は 18 mg と 27 mg の 2 種類があり，大体 70％に有効なのではないかといわれています．（薬剤の特徴や副作用などは第 9 章を参照）．また気分を落ち着かせるために（mood stabilizer），抗けいれん剤や精神安定剤が使用されることもあります．

　繰り返しますが，ADHD で大切なことは，生活の質（QOL）をどうやって向上させるかということであり，そのために必要なことは self-esteem を上げることです．そのために必要な社会生活訓練（SST）をどう展開するかが大切だと考えています．ADHD と診断され，二次障害がない場合には，私の外来で薬物療法を行っている割合は 20～30％です．

　使用が勧められない薬剤の代表はテオフィリンです．気管支喘息の治療に使われますが，ADHD の多動・衝動の症状を悪化させるとされています．以前に比べて喘息の治療も吸入ステロイドやロイコトリエン拮抗薬などが一般に使用されるようになり，テオフィリンの使用を避けることもできるようになりました．

ADHD の将来は

▷ADHD（特に多動・衝動型）では動き回る，気分を変えることは得意
　→二人乗りの自転車にたとえている
▷じっくりと時間をかけて取り組むことは苦手（好きなものではできることも）
▷得意な職業としては
　→セールスマン，営業担当，電話勧誘，コールセンター，マスコミ関係，窓口業務，案内係り，配送業など
▷不得意な職業としては
　→技術・設計関係，著述業，教師，警察官，音楽家，プログラマーなど

ADHD，特に多動・衝動型では，動き回ったり気分を変えていったりすることが得意です．私は二人乗り自転車，タンデムにたとえています．タンデムの場合には，うまく2人の気が合えばスピードが出て，普通の自転車より速く進みます．これがADHDの才能の部分です．しかしうまくいかないと，前に進むどころかぐるぐる回っていたり横に倒れてしまったりします．これは障害の部分です．ですから将来を考えるときには，障害の特性をどう活かすかということが大切になってきます．

　また不注意型を含めて，じっくりと時間をかけて取り組むことは一般的に苦手ですが，気に入ったものでは集中することができます．ですから何でも普通にさせようと思わないで，社会生活に役に立つ，すなわち生活の糧になるもので集中できる何かを見つけることも大切です．これらがADHDの将来を考えるときの基本です．

　具体的に得意な職業としては，セールスマン，営業担当，電話勧誘，マスコミ関係や窓口業務，案内係などがあげられます．これらは社交性が必要ですし，場面に応じた切り替えも必要です．同時に何人もの相手をすることもあります．次々と場面や対応を切り替えていくことは，特に多動・衝動型では自信をもちさえすれば得意です．不注意型の場合には，手順を決めておくなどの準備によってミスを減らすことができます．

　一方，不得意な職業としては技術・設計関係，著述業など，じっくり取り組む必要があり，ケアレスミスが問題となる職業があげられます．幼稚園，小学校などの教師も不向きだと考えられていますが，実際には存在します．対応が明るいので子どもたちの受けはよいのですが，仕事を途中で投げ出したり，良いとこ取りをしたりしてしまうので，上司や同僚の評判はよくないようです．そのほかにも警察官，音楽家，プログラマーなどは，比較的不得意な職業としてあげられているようです．

第6章

学習障害

学習障害とは

▷知的な障害はないが,学習課題で困難を認める
▷以下のパターンがあると考えられている
　→読字障害
　→算数障害
　→書字表出障害
▷わが国には漢字,ひらがな,カタカナもありそれ以外の形も
　→特殊型の学習障害は診断がつきにくい
▷学習障害の疑いでの受診では多くは知的な障害と診断される

　学習障害は知的な異常はないけれども,学習課題に困難があるということが診断の骨子です.分類としては,字を読む障害である読字障害,計算や数の概念の障害である算数障害,それから字を書くことの障害である書字表出障害がDSM-Ⅳ-TRにはあげられています.この3つが独立したものかというと,これらの合併もしばしばみられます.読字障害の場合には,子どもたち・大人たちを含めて,程度の差はあれ多くは書字表出障害を合併します.算数障害の場合には,地図が読めないなど空間認知の障害を合併することもしばしばあります.時にはこの3つすべてを合併している場合もあります.
　アルファベットと数字だけのアメリカに比べて,わが国には漢字,ひ

らがな，カタカナもあります．漢字の偏と旁の区別がつかない，ひらがな，カタカナは読めるが漢字が読めないなど，わが国独特ではないかと思われるような特殊型の学習障害も数は多くありませんが，存在していることがわかってきました．

また「学習障害ではないか」と保護者が考えて来所し，私が拝見する子どもたちのうち，約60%は軽度から中等度の知的な障害という診断になります．すなわち特定の領域だけではなく，全体的な知的能力の低下が知能検査などによって示されます．実際に診断が学習障害である場合は，約20%に過ぎません．

学習障害の診断時期

▷多くは小学校入学後に診断される
▷わが国では遅れが明らかになってから疑われる
　→小学校低学年では読み，書き，算数の1年以上の遅れ
　→高学年以上では2年以上の遅れ
▷小学校1年生の終わりならば疑えば診断はつく
　→特殊型ではそれでもしばしば困難

学習障害は，あくまで学習の障害ですから学習が始まってから診断されることになります．実は就学前でも字を読んだり書いたりしている子どもは少なくありませんし，絵の書き方などから疑うことができる場合もあるのですが基本的には小学校入学後になります．

実際には学習障害は，小学校に入学してから一人ひとりの子どもを丁寧にみれば，小学校1年生の3学期ぐらいにはわかるのですが，わが国では文部科学省の指針で，小学校低学年では「読み」「書き」「算数」のいずれかで1年以上の遅れ，高学年以上では2学年以上の遅れがある場合に疑うということになっています．すなわち遅れが明らかになり，学

習上の支障が出てから診断ということになっているので，対応は遅れがちです．また読字障害では多くは学業不振を伴いますので，残念なことですが知的な障害として扱われていることすらあります．また特殊型の学習障害については，学校で疑われて診断に結びつくことは経験上では少なく，わが子を何とかしようと考える保護者の熱意から医療機関を転々とし，ようやく診断に結びつくことが少なくないようです．

　なお，学習障害は基本的には知的な障害はありません．ですから，たとえば読字障害の場合，最初に問題になるのは国語の教科書を声を出して順番に読むことです．しかし知的障害のない場合には，自分がどこを読むことになるのかを推測して，その場所を時間をかけて読み記憶してしまって，自分の番になったときには，読んでいるように覚えた内容を話していることもあります．算数障害の場合にも，簡単な足し算，引き算や掛け算などは，パターンがある程度限定されますので，覚えてしまって対応していることもよくみられます．書字表出障害では書き順がめちゃくちゃ，字の大きさがばらばら，字のバランスがとれていない，誤字，脱字が多いなどの症状がみられますが，小学校低学年では正方形の枡目の中に字を書くことが多いので，それらの特徴がはっきりしないこともあります．なお高機能自閉症の場合にも，しばしば書き順が違っていることがあります．自分なりの方法で字を書いてしまうので，結果としては正しく書けることが多いのですが，実際にはよくあります．また筆圧がそろっていなかったり，字の大小がばらばらであったりすることもあります．しかし多くの場合には練習することで，書き順は別として修正されてきますので，学習障害とは異なると考えています．書き順については小学校低学年のときに注意することが有効ですが，実際には対応が困難な場合が多いようです．

　読字障害を疑った時には，初めて目にする文章を読ませ（3～5行），そして何が書いてあったかを聞くことが手がかりになります．初めての文章であれば覚えることもできませんし，読んでいる途中で隣の行に飛

ぶこともよくあります（行飛び）．字を追うことだけに熱中していると内容を理解できません．話し言葉，聞き言葉の能力に比べて読む能力が明らかに低いことを見つければ診断の手がかりになります．

算数障害では，一桁の足し算と引き算を交互に暗算でしてもらいます．小学校 3 年生以降であれば掛け算を入れることもできます．足し算だけを続けていると記憶などで何とかなる場合でも，このように違う計算を入れることで対応できないことがわかります．この方法ですべての算数障害を見つけることは，実はできませんが，手がかりにはなります．

書字表出障害は，画用紙にフリーハンドで小学校の名前や自分の名前を書いてもらいます．書いているときの書き順にも注意します．そうしてみると正方形の枡に書いているときと異なり，字の大小やバランスの悪さ，誤字などがわかりやすくなります．

特殊型については，こうしたスクリーニングとしては，適切なものがないので，小学校高学年以降に，何が不得意かを観察することから診断につなげます．

学習障害への対応

▷まず診断をすること
▷学校・保護者を含めて問題点の共通認識をもつこと
▷子どもにとって必要なこと，そうでないことを分ける
▷適切な教育的アプローチを手配する

学習障害の対応としては，まずきちんと診断することです．そして診断に基づいて何ができて何ができないかを明らかにすることです．できること，できないことについて，学校，保護者を含めて共通認識をもつことも大切です．とかく「できないこと」のみが強調されますが，「できること」を評価しておくことも大切です．知的な障害ではなく，脳の機

能の障害であるという認識がないと，多くの子どもたちは学業不振になり，それによって友だちにからかわれたり，self-esteem が低くなったりしますから，周囲がまずそれを認識しておく必要があります．

　学習障害を抱えた子どもたちがいわれる言葉の代表は「バカ」です．話す，聞くなどには問題がないのにテストの点がよくないことからそういわれます．時にはクラスメートだけではなく，教師までそういっていることすらあります．

　認識の次は「必要なこと」「そうでないこと」を見分けることです．たとえば数の概念が理解できない子どもに，中学校の因数分解や二次関数を理解させることは，ほぼ無理です．実際に社会で生活していて，ほとんどの人は日常生活で因数分解や二次方程式は使っていません．中学校の課程には入っているけれども，これらは日常生活ではできなくても問題ありません．そう考えれば，学校での勉強という考え方ではなく，社会生活に必要かどうかで，「今何が必要か」がみえてきます．

　適切な教育プログラムが必要であることは明らかですが，学校現場では人手や経費の問題もあって，叫ばれている割には充実していません．読字障害では，声に出して読んでもらえば理解できます．また，教科書を拡大コピーして使うことも，行飛びは防げないにしても，音読には役に立ちます．2008 年から施行された「障害のある児童及び生徒のための教科用特定図書等の普及の促進等に関する法律（通称教科書バリアフリー法）」では，このように教材に工夫して学習を進めることを規定しています．また読んで聞かせる，拡大するということはパソコン上でもできます．日本障害者リハビリテーションセンターが中心となった DAISY というプログラム（http://www.dinf.ne.jp/doc/daisy/index.html）があります．DAISY とは，Digital Accessible Information SYstem の略で，日本では「アクセシブルな情報システム」と訳されています．紹介したホームページからの抜粋を掲げると，「ここ数年来，視覚障害者や普通の印刷物を読むことが困難な人々のためにカセットに代わるデジタル録音図書の国際

標準規格として，40カ国以上の会員団体で構成するデイジーコンソーシアム（本部スイス）により開発と維持が行なわれている情報システムを表しています．デイジーコンソーシアム公認のオーサリングツールを使ってデジタル図書をつくることができ，専用の機械やパソコンにソフトウェアをインストールして再生をすることができます．国内では，点字図書館や一部の公共図書館，ボランティアグループなどで DAISY 録音図書が製作され，主な記録媒体である CD-ROM によって貸し出されています」とあります．読字障害の子どもたちにも紹介していますが，とても役に立っていますし，今後，内容も充実してくると思います．

学習障害の補助ツール

▼読字障害の補助

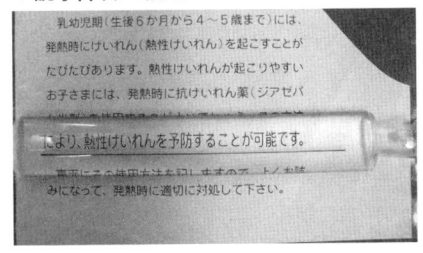

最近私が発見した道具としては，写真のような定規があります．特殊な半円形のルーペで，赤いラインが入っています（ケイ・ティ・エス製）．私はこういった定規を何年も探していて，ようやく見つけました．読字障害のある子どもたちは，行飛びがよく起きてしまいます．ある行を読んでいても，突然他の行に飛んでしまうために，うまく読めないということがしばしば起きます．これは ADHD の不注意型の子どもたちでもよく起きることですが，この特殊ルーペを使いますと，読むところに赤いラインを合わせることで，その行だけが拡大されて前後の行がみえませんので，行飛びが起きません．しかも，拡大されるので読みやすいとい

うことが特徴です．このような定規は図書ではないものの有効な補助具と考えられます．教科書バリアフリー法の精神からは当然使用可能と考えられ，実際に定期試験でも使用を認めている中学校もあります．

　アメリカでは発達障害に対しては個別教育プログラム（Individualized education program：IEP）を作成することが連邦法で義務付けられており，学習障害に対しても，通常の学習だけではなく，入学試験や資格試験においても配慮し，適切な手段を講じることになっています．わが国でも IEP の作成を試みる学校や市町村教育委員会が増えてきています．それ自体はとても歓迎すべきことですが，まだ「どう教育的対応をするか」が中心であり，「どう補助手段を用いて学習を円滑に進めるか」まではできていないように感じられます．これは読字障害だけではなく，算数障害や書字表出障害においても同じです．

　算数障害の場合には，電卓を使うことを勧めています．空間認知の障害が一緒にある場合には，地図を読んで歩く練習をします．電卓は今では 100 円ショップでも販売しているので，それを使うことで，算数障害の問題点は大きく改善します．しかし学校現場では，「計算能力」も教育すべきものという考えが強く，電卓の使用はなかなか認めてもらえません．入学試験での使用も，何とかお願いして認めてもらった経験はありますが，一般的には困難です．これも国際的には補助手段を使うことが一般的なので，わが国の現状はまだまだといえます．

　書字表出障害の場合にはどうでしょうか．ワープロ，パソコンを使って，プリントアウトすれば大丈夫です．でも自分の名前と住所だけは社会生活上，書けないと困るので，これだけは小学生のときから練習してもらっています．その程度ならば，障害の重い場合でも，繰り返し練習すれば何とかなります．わが国では小中学校で書道という教科があります．大人になってから毛筆で字を書くことは一部の職業的な場合を除いてはまずありませんが，小中学生は要求されます．これも将来「必要なこと」「必要でないこと」の見分けに属することですが，書道は「パス」

ということもなかなか受け入れてはもらえません．入学試験などでも答案用紙に記入しないで話して答えるなどの手段を講じることへの抵抗はまだまだ強いようです．

学習障害の将来

　学習障害は知的障害ではありません．ですから将来には問題がないのでしょうか？　実は発達障害の中で，一番問題を抱えているとも考えられます．わが国の教育の考え方は基本的に「横並び」です．学習指導要領に掲げられている項目は，「普通に」こなすことが求められます．学習指導要領は社会生活上の必要から編み出されたものではないにも関わらず，それができないとなると「失格」の烙印を押されかねません．その上，わが国の社会は「学歴」がとても評価されます．学習障害を抱えている場合，適切な補助手段がなければ成績が向上する可能性は低く，ということは知的障害がないにも関わらず高等教育を受ける機会が少なくなるということです．

　そのために知的能力に比べて，低い社会的な扱いを受けていることが，大人になっても少なくありません．読字障害があっても，話す，聞くには問題がありませんから，外国語の同時通訳として活躍している人や，建築家として活躍している人もいます．算数障害があっても刺繍作家として活躍している人，デザイナーとして活躍している人もいます．書字表出障害があっても，ドッグトレーナーとして活躍している人，運動選手として，俳優として活躍している人もいます．

　これらの方々とお話をしてみると，やはり高等教育の壁がとても厚いことを実感します．できる才能を評価するよりも，できないことを責められていた学校時代には，楽しい思い出が少ないようです．

　大切なことは「他人にできるのにできないこと」を責めるのではなく，「他人にはできないのにできること」を評価し伸ばすことですが，まだまだ簡単にはいかないようです．

第7章
発達障害の抱える問題は年齢により異なる

はじめに

　発達障害では，学習障害の一部を別として，高機能自閉症であれADHDであれ，共通した問題点が幼児期から成人の時期まで出てきます．目の前にいる子どもが7歳であっても，成人になるまでの道筋を考えておくこと，将来遭遇するかもしれない困難を視野にいれておくこと，必要であればそのための社会生活訓練（SST）を行うことが大切です．本章では，年齢別の抱える困難や問題点について簡単に説明します．

幼稚園・保育園の時期

▷気になる子が少なくないが，すべてが発達障害ではない
▷診断がつくとは限らない
▷薬物療法は基本的にできない
▷小学校入学という大きな問題がある
▷対応によって子どもは大きく変わる

　幼稚園や保育園の時期には気になる子は少なくないのですが，気になるからすべてが発達障害というわけではありません．普通の子どもたちが行動上の，あるいはコミュニケーションの問題を抱えていることもよくあります．また，発達の途中であるということ，また保育施設などの

社会資源が不足しているという状況から,診断がつくとは限りません.
　また,診断がついても,多くの薬剤は就学前の子どもたちは適用外ですし,副作用も十分にはわかってはいないことから,基本的に薬物療法はできません(残念ながら4～5歳児にSSRIやコンサータが使われているケースを目にしたことはあります).
　さらに小学校入学を控えています.多くの保護者にとっては,幼児のゴールは小学校入学ですから,無事に学校に入れるだろうか,うまくやっていけるだろうかということに大きな関心を寄せます.
　幼児期に特徴的なことは,対応によって子どもたちは容易に変わるということです.SSTのところでもお話ししますが,褒める,叱るなども,この時期の効果が一番です.ですから,行動やコミュニケーションに問題を抱えていても,嫌いにならず積極的に関わっていくことで子どもたちも伸びていきます.

小学校入学の時期

▷多くの保護者にとって小学校入学はとりあえずのゴール
▷「普通に」というプレッシャーがかかる
▷しかし,もっと問題なのは就学後

　先ほども述べたように多くの保護者にとっては,小学校入学は幼児期のゴールです.それまでに診断されていれば,就学時健診や小学校入学をどうするかということは大きな問題です.そのときに私がお話しすることは,そこまでに「普通になる」ことが大切なのではなく,そこまでに「これは大丈夫」ということを増やそうということです.そこまでに「全部を何とかしてしまおう」と考えることは,結果としてうまくいきません.発達障害を抱えている場合には,ある程度長いスパンで困難への対応を考える必要があります.そして,実は入学後がもっと大変なのだ

ということもお話しします．場合によっては学校との事前交渉も必要になります．それらも含めて，とにかくできることを一つずつ積み重ねていきましょうとお話ししています．

小学校のころ

▷特別支援教育をめぐる問題
▷学童保育の問題
▷いじめの問題
▷社会生活訓練（SST）の問題
▷二次障害やその他の病態への移行の予防
▷才能を見つける

小学校に入ると，特別支援教育の問題が出てきます．特別支援教育自体は平成13年から始まっていますが，平成19年度からは全国的に行われるようになってきました．文部科学省のホームページ（http://www.mext.go.jp/a_menu/shotou/tokubetu/main.htm）によれば，「特別支援教育とは，障害のある幼児児童生徒の自立や社会参加に向けた主体的な取組を支援するという視点に立ち，幼児児童生徒一人一人の教育的ニーズを把握し，その持てる力を高め，生活や学習上の困難を改善又は克服するため，適切な指導及び必要な支援を行うものです．平成19年4月から，『特別支援教育』が学校教育法に位置づけられ，すべての学校において，障害のある幼児児童生徒の支援をさらに充実していくこととなりました」となっています．

特別支援教育の一つの柱は学校・学級制度です．通常学級，特別支援学級（以前の特殊学級），特別支援学校（以前の養護学校）という区分ですが，この区分にも問題点があることについては第2章でもお話ししました．もう一つの柱は通常学級の中での支援です．これには補助教員を

つけるなど，在籍しているクラスでの支援のほかに，通級という制度があり，現在注目されています．

　通級に関しては，週に1～2度，個別指導あるいは小集団での指導をするために通級クラスを設置している学校に通級をして，そこで学習をしたりトレーニングをしたりするというものです．文部科学省では「通級指導教室」と位置づけています．それぞれのクラスを担当している教員は非常に熱心な方が多いのですが，指導するのか受け止めるのか，すなわち指導して何かをうまくやらせるのか，それともその子たちの抱えている困り感をとりあえず受け止めるのかということも統一されているとはいえません．また通級は学力をつけるためなのか，あるいは社会性をつけるためなのかというところにも問題が残っています．

　補助教員をつけて個別対応をすることは，多くの場合有効です．注意がそれたり，他のことに集中したりしている子どもを授業に引き戻す上でも，コミュニケーションの手伝いをする上でもです．しかし，予算が十分にないので雇用できないという問題や，補助教員に対する教育がなされていないことがあるなどの問題がみられています．

　予算上の問題や学校の方針で補助教員がつかない場合にどうするか．しばしば保護者などが学校に付き添っています．学校の方で十分に対応できない，どうしてよいかわからないので保護者などの付き添いを頼むこともあります．多くは小学校低学年です．保護者などが付き添うことを「シャドー」と呼んでいます．影のように付き添うということでしょうか．ただ学校という世界は外部に対しては閉鎖的な面がありますので，保護者がシャドーを要望しても必ずしも受け入れてくれるとは限りませんが，子どもが通常学級で過ごすのであれば，必要に応じてこれも選択肢の一つだと思います．学校に要望書を私が出すこともあります．

　また，すでにお話ししたように，発達障害を抱えている子どもたちに対しては，在籍している学級で何とかしようとするよりは，「少人数で適した教育」という名のもとに特別支援学級や特別支援学校を勧められる

ことも残念ながらまれではありません．これについては学校の管理職（校長，副校長，教頭など）の発達障害への認識が大きく影響しています．

先ほどもお話ししたようにアメリカでは個別教育プログラム（IEP）を義務付けることによって，それぞれの子どもに合った指導をすることになっています．日本では地区によってはIEPをつくり，それに基づいた指導をしているところもありますが，まだ全国的に広がっているとはいいがたく，かなりのばらつきと落差があるというのが現状です．

私の方針としては，発達障害を抱えている子どもへの対応について，家庭や学校での共通認識を得るためには，ミーティングが必要であると考えており，学校の先生に来てもらったり，場合によっては私が学校に出向いたりするなどして，対応方法を協議するようにしています．残念ながら近くの学校ばかりではないので，すべての学校と協議をすることは不可能ですが，手紙やメールなども活用しています．

次に大きな問題は学童保育の問題です．学童保育は，学校の中あるいはその近くで行われていても，教育ではなく保育ですから，学校教育との連携が取れていないところがほとんどです．ですから，学校ではうまくいくけれども学童ではうまくいかなかったり，その逆であったりということがあり，誰かがコーディネーターになって調節をしないと子どもをとりまく環境が一元化されないという問題が出ています．これについても協議の場を設けるようにお話をするのですが，学校教育と福祉のサービスである保育との連携はなかなかハードルが高いようです．

それから，小学校に入りますと高機能自閉症，ADHD，学習障害ともいじめにあいやすいという問題があります．いじめについては，先ほども触れましたが，高機能自閉症では「からかい」，ADHDではそれなりに本人も手を出すことが多いので「お互いさま」という認識で片付けられ，満足できる対応が得られないことがしばしばです．しかし成人までずっと経過を追っていると，小学校時代に受けたいじめがあとあとまで心理的に影を落とすことは少なくありません．やはり「いじめは人権侵

害」という強い態度で臨む必要があります．

　そして社会生活訓練（SST）を行うことが必要になります．外来でできるSSTについては第10章でもお話ししますが，社会生活上の現在の困難の軽減，二次障害を含む将来の困難の軽減に役立ちます．なによりもSSTを通じて褒めることにより，self-esteemの低下を防ぐことにつながります．self-esteemが高ければ高いほど二次障害を起こすリスクは少なくなると私は考えています．

　そして，やはり将来生活の糧となる才能を，小学校の間に見つけることができればと思います．いろいろなことをさせてみる中で，その子が進んで集中できること，生き生きと取り組むこと，それを小学校の時代に発見し，中学校以降に磨いていくことが，その後の人生に役立つと考えています．

中学校・高校のころ

▷self-esteemが低下しやすい
▷二次障害が起きやすい
▷才能を具体化する
▷進路選択が問題になる
▷診断の告知の問題
▷薬物療法の適応の問題

　思春期には，普通の子どもたちでも，日によってうまくいくと思ったり落ち込んだりと，self-esteemの揺れが非常に大きくなるわけですが，発達障害を抱えていても同じです．発達障害を抱えていると，self-esteemに影響を受けやすいので，中学生・高校生では自信を失いがちになります．そうなると不登校，ひきこもりを始めとして，うつ病，パニック障害，強迫性障害も含めた二次障害が発生しやすくなります．ですから

self-esteem の低下には十分に注意が必要です．

　もし小学校の間に才能が見つかっていれば，この時代には才能を具体化する努力が始まります．たとえば，絵が上手だとすれば，その感性を失わないように注意しながら技術を磨くこと，音楽でも同じです．コンピュータであれば，中学生になればプログラミングやホームページの作成なども十分に可能です．

　それから高機能自閉症では，知的レベルが高いためにそれまで診断されていない子どもたちが，この時期になってしばしば診断されます．また不注意型の ADHD が初めて診断されることもあります．それまでに診断されている場合を含めて，中学校であれば高校，高校であればその後，その子にあったどういう進路，その子の特性，才能をどう活かすか，どうすれば自信をもって生活できるかということも含めて進路選択を慎重に考える必要があります．

　もちろん，先ほどお話をした methylphenidate や atomoxetine，あるいは二次障害を起こした場合の SSRI を含めて，適切な薬物療法を選択する，不必要な治療はしないということも考えておく必要があります．また，self-esteem の低下を防ぐため，あるいは上昇を目指して診断を告知することも，この時期にしばしば必要になります．

成人になってから

▷職業選択の問題
▷家族をつくること
▷人間関係のつくり方，維持の方法
▷自分だけではないこと
▷将来目標を立てること
▷詐欺にあいやすいこと
▷適切な診断と治療

成人になれば生計をたてていく必要がありますから，職業選択の問題が出てきます．ここで慎重に選ばないと，途中で退職したり，社会からドロップアウトしたりすることにもつながりかねません．学校を卒業した最初の就職は比較的容易ですが，いったん退職したりフリーになったりしてからの再就職は，残念ながら発達障害を抱える場合にはとてもハードルが高くなりやすい傾向があります．

　家族をつくること，男性であれば女性と結婚する，子どもをつくるなどということにも，しばしば困難を伴います．自分の意志を伝えることがうまくできなかったり，途中で別のことを考えてみたり，ということも多く，良き理解者を見つけることは大変です．時には発達障害を抱えている人同士のカップルが成立し，うまくいっている場合もあります．

　人間関係のつくり方や維持にもしばしば困難が伴います．通常は好きな人と嫌いな人がいれば，それぞれに距離感を分けて考えますが，高機能自閉症の場合にはそれぞれの距離感を分けてとることが苦手です．好きな人と同じ距離感で嫌いな人とまで接してしまう，あるいはその逆になってしまうために，社会生活もうまくいかないことがありますが，そのためのトレーニングも場合によっては必要です（これらについては前著「地域保健活動のための発達障害の知識と対応」もご覧ください）．

　成人の場合には，自分だけではない，自分だけがこんなひどい目にあうのではないということを，知ることも大切です．自分だけではないことを知ることが自信にもつながります．成人といえども将来目標を立てることは重要です．ここでいう将来目標とは，20〜30年後の長期目標ではなくて，「2年後までにこれができるようになりたい」，「5年後までにこれができるようになりたい」という比較的短期間の目標になります．

　詐欺にあいやすいという問題もあります．高機能自閉症では他人を疑うことが苦手なこと，ADHDでは注意が十分でないことなどから，キャッチセールスや詐欺に遭遇することがあります．これも社会生活訓練（SST）の中でお話しするようにしています．

社会で暮らしていくためには

▷我慢が必要なときには我慢する
▷必要な社会的ルールを守る
▷必要な社会生活習慣を実行する
▷パワーを発揮できる場所をつくる

　もちろん診断そのものが適切になされているとは限らないので，違う診断をされ，適切とはいえない薬物療法を受けている場合もあります．必要な治療とそうでない治療を見分けていくということも大切になります．

　社会で暮らしていくためには結局，我慢が必要なときに我慢をする，交通ルールなど最低限必要な社会的ルールを守る．これはもちろん大切ですし，あいさつなど基本的な社会習慣を守ることも大切です．しかし，ここだけで終わってしまっては単なる障害ということになるので，才能の部分を見つけてパワーを発揮できる場所をつくるということがとても大切だと感じています．

将来を考える

▷25歳のときにどうしているか
▷大人の場合には3年後にどうしているか
▷具体的に考えること
　→どうやって生計をたてていくか
　→どんなところで生活するか
　→そのために何が必要か
▷現在のことだけを考えればよいのではない

第 7 章 ◆ 発達障害の抱える問題は年齢により異なる

　私は社会人としてのスタートという意味で，25 歳を key age と考えています．25 歳になったときどうしているか，大人の場合には先ほどお話ししたように数年後にどうしているかですが，これを子どものときから考えておく必要があると思っています．それは子どもが 5 歳であれ 10 歳であれ同じことです．具体的に考えましょう．どうやって生計をたてていくのか，どんなところで生活するのか，そのためには何が必要か，そのためにはどういうスキルが必要なのかということも含めて，今のことだけではなく将来目標を立てていくということが重要です．

▼Road Map

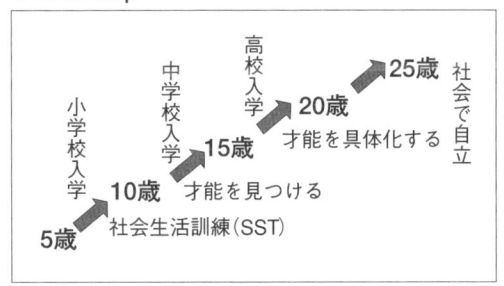

```
小学校入学 → 5歳
　　　　　　10歳　社会生活訓練（SST）
中学校入学 → 15歳　才能を見つける
高校入学　→ 20歳　才能を具体化する
　　　　　　25歳
　　　　　　社会で自立
```

　発達障害を抱えた子どもたちを診る場合，幼児期は別として，私は，Road Map を書くことをお勧めしています．この Road Map は，もちろん保護者だけが書くものでも，子どもが書くものでも，私だけが書くものでもなく，みんなで協力して考えていくものです．たとえば，5～10 歳の間に小学校に入ります．そこでは社会生活訓練（SST）が必要ですし，将来につながる才能を見つけることが大切です．10～15 歳の間には中学校に入ります．この時期には見つけた才能を具体化する努力が，SST や self-esteem の向上の問題とともに大切になってきます．15 歳を過ぎれば，多くの子どもたちは高校に入ります．ここでは才能をより具体化し，将来の生活の糧とする目標をもつこと，社会で暮らしていくための社会生活のスキルを磨くことになります．そして，25 歳で社会で自立する．これが目指している Road Map です．

▼光と影

```
   光
才能を活かして
 社会で生活
才能はわからない
```

```
   影
障害を抱えて
 社会で生活
障害は今ある
```

　保護者の方に，才能を活かして社会で生活する光組と，それから障害を抱えて社会で生活する陰組のどちらがいいですかと聞けば，そろって「光がいい」といわれます．その時は必ず「診断のついた今，わかっているのは障害の部分です．ですからこのままでは陰しかありません．ここから才能を活かすということは，才能をどうやって見つけ，どうやって磨くかということになります．そのために今から努力しましょう」とお話ししています．

第8章
乳幼児健診をめぐって

乳幼児健診の法的根拠

▷母子保健法第 12 条で義務付けられている
　→1 歳 6 か月児健診（1 歳 6 か月から 2 歳未満）
　→3 歳児健診（3 歳から 4 歳未満）
▷妊産婦および乳幼児に対する健康診査（通達）
　→乳児一般健康診査を生後 3～4 か月と 9～11 か月に

　乳幼児健診は，母子保健法にも定められており，わが国では全国的に行われています．そこで疾患や障害が発見されることも少なくありません．現在は，母子保健法第 12 条に基づいて，市町村が 1 歳 6 か月児健診と 3 歳児健診を行うことが定められています．このほかにも乳児期の健診が勧められていますので，多くの市町村では 3～4 か月児，1 歳 6 か月児，3 歳児の健診の 3 回が行われています．

　公的健診には，集団で保健センターなどで行う集団健診の方式と，医療機関などで個別に行う個別健診の方式があります．現時点では多くの市町村では費用の問題もあって集団方式が中心ですが，利用しやすさなどの面から個別方式を取り入れる市町村も増えてきています．発達障害の問題についていえば，医師だけではなくたくさんの職種が関わる集団方式の方が有利な点と，流れ作業ではなく一人ひとりに必要に応じて時間をかけることのできる個別方式の有利な点があり，優劣はつけられま

せん．また，それぞれの方式のデメリットもあります．詳しくは前著「乳幼児健診ハンドブック」などをご覧ください．

さて，これまでにもお話ししてきましたように，3歳児健診以降，就学まで健診がないとすると発達障害の発見については困難な面があります．そこで最近では5歳児健診の実施も提唱されています．乳児の健診で，発達障害を診断したり疑ったりすることは実際上難しいと考えられますので，この章では1歳6か月健診，3歳児健診と発達障害について触れ，さらに5歳児健診やその後の就学につながる問題について触れます．

1歳6か月ころの子ども

▷身長 80 cm，体重 11 kg
▷ひとり歩きはほぼ 99％
▷「単語が出ない」場合は要注意
▷95％の児で3回食（8％は卒乳がまだ）
▷う蝕（虫歯）の保有率は約 10％

1歳6か月ころの子どもは，おおむね身長が80 cmで，体重が11 kgぐらいです．ひとり歩きが99％の子どもが可能ですが，歩くかどうかということはともかく，歩き方をよくみることも大切です．見逃されていた先天性股関節脱臼，骨系統疾患（くる病など），筋疾患（ミオパチーなど）の発見につながることもあります．

自発的に単語が出ない，特に無発語の場合には注意が必要ですが，実際には言葉の理解ができるかどうかや，非言語的コミュニケーションの評価も重要です．理解や非言語面の評価に比べて自発語はチェックしやすいので，健診では目安として用いられています．

95％の子どもたちでは3回食が確立していますが，8％ぐらいはまだ

卒乳が終わっていません．母乳あるいはミルクが続いています．う蝕の保有率は約10%ですから，この時期からの予防教育も大切です．

1歳6か月では発達が質的に変化

▷歩行の獲得（目の位置が高くなる）
▷言葉を介したコミュニケーションの習得
▷非言語的コミュニケーションの習得
▷微細運動が可能になる
▷道具を使う
▷乳臼歯が生えてくる

　1歳6か月は，発達が質的に変化をする時期です．歩行を獲得するということは，それまでの位置よりも目の位置が高くなります．視界，目に入るものがそれまでとは大きく変わり，物を立体的にみることもできるようになります．言葉を使ったコミュニケーションも始まりますし，言葉以外の動作模倣，表情の理解などを含めて，非言語的なコミュニケーションの習得が進んできます．感情の受け渡しもできるようになってきます．
　積み木を積む，小さなものをつまむ，つかむなどの微細運動が可能になってきますし，スプーンやおもちゃなど，道具を使っていろいろなことができるようになってきます．
　また乳臼歯が生えてきます．乳臼歯が生えてくるということは，それまでの噛み取るところから，口の中でものをすりつぶすことができるようになってきます．このようにいわゆる赤ちゃんから質的に大きな変化を遂げる時期，それが1歳6か月ころです．

1歳6か月の言葉

▷1歳6か月になれば5語以上の自発語がみられる
　→女児では90％以上，男児では85％程度
▷コミュニケーションは言語面と非言語面
　→この年齢では非言語面が重要だが評価しにくい
　→したがって言語面での評価が中心
▷言葉の遅れ
　→知的障害
　→難聴
　→自閉症
　→表出性言語障害

1歳6か月では，言葉が出てきますし，後述の発達障害との関連では言葉の能力の評価は重要です．自発語として単語を5語以上しゃべるのは，女児で90％を超えますが，男児では85％程度と，男女差があります．コミュニケーションは，言語と非言語に分かれます．1歳6か月では，発達の全体像をみるためには非言語的なコミュニケーションの評価が欠かせないのですが，実際には非言語的なコミュニケーションを定量的に評価することは容易ではありません．たとえば視線を合わせる，表情を理解する，表情を真似するなどの動作を定量的にみるのは難しいですし，音声模倣についても同様です．そのために非言語的な部分が重要であるにも関わらず，言語的な面を中心とした判定をすることになっているわけです．第3章で触れたM-CHATなどを用いることにより，非言語的なコミュニケーションを評価することも可能ですが，一般的には行われていません．

第3章でもお話ししたように，言葉の遅れ，すなわち自発語の遅れがあるときに考えるのは基本的には表の4項目（再掲）です．逆にいえば，

言葉の遅れがあればこの4項目に留意する必要があります．知的障害が疑われる場合に自閉症を見つけることは簡単ではありませんが，「見つける必要があること」だと考えられます．医療関係者には自閉症の早期療育，対応についての知識や情報が十分ではありませんが，保護者たちは必死に調べますから，実によく知っています．現在はまだそのような事態にはなっていませんが，将来的には1歳6か月児健診での自閉症の「結果としての見落とし」が医療訴訟や行政訴訟になる可能性もあると考えられます．

1歳6か月健診と発達障害

1歳6か月で発達障害が診断できるのか．言葉の遅れを伴う一部の自閉症を除いては，無理だと思います．ADHDや学習障害はもとより，言葉の遅れのない，あるいは目立たない高機能自閉症の診断も難しいわけですが，一つだけ気をつけていただきたいことがあります．

それは保護者の感じている子どもに対する「扱いにくさ」「育てにくさ」です．はっきりした理由がなくても，保護者がこのように感じることはしばしばあります．子どもに発達障害だけではなく，身体疾患が存在する場合や，保護者に精神疾患が存在する場合，また社会経済的な理由によってそう感じることもあります．しかし，そう感じているときには理由や原因が何であれ，保護者が「支援を必要としている」事態かもしれません．

笑顔がみられない，視線が合わないなどの問題も，保護者は特に最初の子どもでは正確に指摘することは困難です．しかし，じっくりと話を聞いているうちにそうした問題が明らかになり，そして発達障害の診断に結びつくことも，経験上あります．

3歳ころの子ども

▷走る，跳ぶ，クレヨンをもつ
▷排泄は昼間はほぼ大丈夫
▷名前，年齢がいえる

　3歳になれば，体重が14 kg前後，身長は95 cm前後になります．そして走る，跳ぶなどの粗大運動は完成に近づいてきますし，クレヨンをもつなどの微細運動も上達してきます．

　排泄は，便，尿とも昼間はほとんど，教えてトイレでできるようになりますが，3歳になって排便がうまくコントロールできなかったり，教えることができない場合には要注意です．夜尿がまだ50％以上でみられます．排泄のコントロールは紙おむつの影響と思われますが，最近20～30年の間にかなり遅くなっています．

　多くの子どもたちは名前と年齢がいえます．二語文も90％の子どもたちが可能ですが，まだ過去・未来などの時制の理解と判断は十分でありません．

3歳では発達が社会的に変化

▷家族以外の人間とのつながりができる
　→子ども同士，知らない人との関係
▷言葉によってコミュニケーションを図る
▷してはいけないこと，褒められることが理解できる
▷自我の意識が出てくる
▷社会的欲求（欲しいおもちゃなど）が出てくる
▷好き嫌いがあり，それを主張する

1歳6か月ころの発達には質的変化でしたが，3歳では社会的変化になります．3歳になると，子ども同士や母親の友人など知らない人も含めて，家族以外の人間とのつながりができるようになってきます．すなわち世界が広がってきます．あいさつなどができるようになり，言葉によってコミュニケーションを図ることも，個人差は大きいのですができるようになってきます．うるさいくらいにしゃべる子どもも少なくないですね．

　さらにはしてはいけないこと，褒められることがわかってきます．してはいけないことをしたときに目をそらす，隠すなどの動作も出てきますし，褒められることを要求したり，期待して何かをすることもあります．もちろん社会性の発達は十分とはいえないので，しばしば大人の目からみれば限度を超えます．

　自我の意識が出てくることにより，自分と他人の区別がはっきりしてきますので，時には母親にとっても，意外な行動をとることがありますし，外出や新しいおもちゃがほしいなどの社会的欲求もでるようになります．それに伴って好き嫌いがはっきりしてきますので，反抗も含めて主張が強くなってくる傾向があります．

　このように発達が1歳6か月とはまた様子を変えて，社会的に変化してきます．3歳になれば幼稚園，保育園などの集団の場に参加している子どもたちも増えてきます．それに伴って，家庭だけではなく集団の場での問題を抱えることもあります．

3歳児における「扱いにくさ」

▷指示を出したときに（コミュニケーションも含めて）
　→指示に従うことができない
　→指示を十分に理解できない
　→指示そのものが，耳から入っていない

▷集団でいるときに
　→1人で飛び出してしまう
　→1人だけ別のことをしている
　→かたまってしまう
▷行動を起こすときに
　→順番が待てない
　→行動のスタートがきれない

　それが「扱いにくさ」という形で現れてきます．そのいくつかを上に示しましたが，これらの症状は，3歳という年齢では発達障害に特徴的なものとは限りません．ごく普通の子どもたちでもそのときの気分にも影響されてこのような行動をとることがあります．これらの症状は，実際に3歳児を保育している保育園で，気になる症状としてあげていただいたものです．

　注意すべきは，これらの扱いにくさを感じる状況は，発達障害だけではなく，知的障害でもしばしばみられることです．このような症状に遭遇したときには，まず言葉や動作の理解など，知的な障害の存在を考えてみる必要があります．

　指示に従うことができないという症状をみても，知的障害，ADHD，高機能自閉症とさまざまな状況が目に浮かびますし，集団でいるとき，行動を起こすときでも同様です．

3歳児健診と発達障害

　3歳児健診ではまだまだ子どもによっての個人差が大きいこともあり，そして社会生活の広がりが十分ではないこともあって，発達障害の診断は容易ではありません．実際に3歳でADHDや高機能自閉症の診断を

している場合も経験上ありますが，決して多くはありません．

　先の表にも示したように，3歳ではそのすべてが発達障害ではないにも関わらず，発達障害を疑わせる症状はごく当たり前に見られます．疑ったときにどうするか．言葉が出ているとすれば，実際には ADHD にせよ高機能自閉症にせよ，特効薬も決定的な対応法もありません．できることは，受容的に子どもに接すること，そして self-esteem を高くするよう，できることを評価して褒めることです．社会生活訓練（SST）のところでもお話ししますが，命令や禁止ではなく，「…できるといいな」という，行動変容を促す対応が必要だと考えています．子どもにとってもそれが，その後の幼児期を快適に過ごすことにつながります．

　もちろん1歳6か月のところでお話ししたように，保護者の感じている「育てにくさ」「扱いにくさ」を軽視しないことも大切です．それに対応することによって，発達障害の診断につながる場合があることはもとより，児童虐待の予防などにもつながります．

　大切なことは発達障害の「疑い」や「診断」をつけることではなく，そのときに必要な対応を指示する，一緒に考えることと，小学校入学までにできるようになっておく必要のあることを明らかにすることです．3年間ありますから急ぐことはありません．次の5歳児健診でもお話ししますが，疑いのレッテルを貼って放置する，それが最も問題です．

5歳児健診

　最近5歳児健診が二つの理由から話題となっています．一つは多くの自治体では母子保健法に規定された3歳児健診以降，就学時健診まで健診がありませんが，この間の子どもたちの心身の発達は著しく，総合的に健康状態を把握する必要があるのではないかということです．その意味では，発達や身体的なチェックを主眼としての健診が各地で少ないながらも実施されてきました．もう一つは発達障害に関連する問題で，早

期発見や早期対応を目指しての5歳児健診が鳥取県や栃木県，埼玉県などで開始されるようになりました．健診ではなく，相談として行っている地域もあります．

しかし繰り返しますが，健診の場で発達障害を正確に診断することは決して容易ではありませんし，たとえ診断したとしても，その後に「どのように対応するか」までを決められなければ十分ではありません．発達障害の診断をつけて放置し，保護者に障害の存在を伝えるだけの健診ならば「しない方がまし」とお話ししています．

私は以前に5歳児健診を企画し，行ってみました．ここではその概略や結果について少しお話しします．

5歳児健診のデザイン

健診の流れは，受付→問診（保健師，看護師）→身体計測（身長，体重測定）→小児科診察→歯科集団指導→必要と考えられた場合の事後指導（発達，栄養など）の順序とし，対象者全員に健診についての通知を郵送しました．このような内容にしたのは，健診である以上，発達障害だけではなく全体的な健康評価が必要であり，6歳臼歯の萌出や肥満の問題なども考慮する必要があると考えたからです．実際に発達障害以外にも肥満，低身長や視聴覚障害の疑いなどが発見されています．発達障害については，後述の問診表のほかに，健診の場で実施する項目として「じゃんけん」「けんけん」「しりとり」を選びました．

表●問診票から

○言葉で自分の要求や気持ちを表し，会話をすることができますか．
○きちんと両方の目をみて話すことができますか．
○お母さんが話しているあいだじっと聞いていることができますか．
○ゲームや遊びなどで順番を守ることができますか．

> ○集団生活では，友だちと一緒に行動することができますか．
> ○ボールを投げたり蹴ったりすることができますか．
> ○生活や遊びの中で特定のものや動作にこだわりが強いと感じますか．
> ○お子さんはいつもそわそわとして動き回っていると思いますか．
> ○どちらかといえば「のろのろ」している子どもだと思いますか．

　発達障害およびその関連についての質問項目です．軽度の精神遅滞や協調性運動障害についての質問も含まれています．それぞれの質問の詳細については前著「乳幼児健診ハンドブック」などを参照してください．実際には発達障害は，これらの質問への答えから疑うよりは，診察の場での受け答えや指示に対する反応から疑う方が多いという結果となりました．

表● 5 歳児健診の結果

> ○受診者 460　男子 250　女子 210
> ○期間：平成 18 年 10 月～平成 19 年 3 月
> ○健康カレンダー，広報で周知し個別郵送通知
> ○受診率　67.7%
> ○高機能自閉症の疑い：7 名（1.5%）　男子 3 名　女子 4 名
> ○ADHD の疑い：6 名（1.3%）　男子 6 名
> ○精神遅滞の疑い：3 名（0.7%）　男子 2 名　女子 1 名
> ○言語障害の疑い：2 名（0.4%）　男子 2 名

　発達障害については，診察でスクリーニングされた結果を個別に心理職が面接して「疑い」としました．その後，希望者には 1 人あたり約 1 時間かけて専門医が診察し，診断をつけるとともに，その後のフォローアップについて相談しました．希望により継続して相談を行い，日常生活での対応などや社会生活訓練（SST）についてお話しした場合には，小学校入学に際して，学校との事前協議を行った子どももいます．事前

協議についてはまた後で触れます．

　全体では高機能自閉症の疑いが最も多く7名で，男女ともにみられましたが，ADHDの疑いは男児のみでしたし，多動・衝動型および混合型であり，不注意型のみの子どもはみられませんでした．高機能自閉症を疑われた7名のうち，診断が確定した児は4名，ADHDを疑われた6名のうち確定した児は4名でした．なお健診では疑われず，その後に幼稚園からの相談で高機能自閉症と診断された児が1名あり，健診の限界もわかりました．私の検討では周辺領域も含めて，全体では3.9%（男児5.2%，女児2.4%）が発達障害を疑われましたが，5歳児健診での発達障害の発見頻度については，鳥取県の5歳児健診（1015名）では，軽度発達障害児の出現頻度は9.3%，栃木県の5歳児健診（1056名）でも8.2%という出現頻度であったこと，またこうした児の半数以上が，3歳児健診では何ら発達上の問題を指摘されていなかったことを報告しており，私の行った結果よりは高くなっていました．これはカットオフ値の設定の問題や健診担当医の問題も影響しますので，発達障害の頻度の地域差ということではないと考えています．

発達障害はいつ診断されるか，5歳児健診は適当な時期か

　自閉症のうち知的障害を合併する群では幼児期早期から言葉を中心とした発達の遅れが明らかになることが多いために，自閉症という診断になるのか知的障害という診断になるのかを別とすれば，3〜4歳までには何らかの診断がつきます．しかし知的障害を伴わない高機能群では，言語発達の遅れが明らかではないために，診断がなかなかつきません．私の拝見している高機能自閉症の子どもたち全体からみると，5歳前後で診断されることもありますが，多くは小学校入学後に学校生活の問題を抱えて受診しています．しかし困難が明らかになる前に診断し，困難を予測して対応することができれば，とても役に立ちます．ですから5歳

児健診を行って，疑わしい場合も含めて対応を検討することは価値があります．しかし，あくまできちんと対応することが必要です．

ADHDについては，5歳の時点では，不注意の症状よりは多動や衝動性の強い行動が問題となっていることが多いですし，中にはこれらの症状が3歳前後から表に出ていることもあります．しかし多動や衝動性の症状は，子どもの置かれる環境にも影響されますので，実際には小学校に入ってから問題が大きくなる場合がほとんどです．今までの経験からは，多動・衝動型や混合型のADHDでは，約70％程度が5歳児の時点で診断が可能ではないかと考えています．不注意型については5歳児の時点での診断は容易ではありません．

また発達障害を抱える児すべてにいえることですが，日常の場面では行動やコミュニケーション，社会適応の障害がみられていても，健診など非日常の場では自分をコントロールして障害の面をみせないこともあります．このことも5歳児健診という非日常の場での健診の限界ともいえます．これらを総合すると，発達障害の一部については5歳児健診で診断の糸口をつかむことは可能ですが，すべてではありません．現在，集団の中で抱えている困難，将来予測される困難を少しでも軽減する対策を取ることができれば，5歳児健診は役に立ちます．ただ公的健診として行う場合には，行政は事業実績を大切にするので，健診のあと，どのようにフォローするかということよりも，健診をしたという実績だけを強調する場合もあるということを頭に入れておく必要があります．

また5歳児健診で発達障害が疑われた場合，直ちに介入をすべきでしょうか．5歳になれば子どもたちの生活は，家庭生活と幼稚園・保育園などの集団生活に分かれています．発達障害の症状は集団の場で，よりみられやすく，家庭生活では保護者が慣れていることもあって必ずしも困難を感じているとは限りません．家庭と集団の双方で困難を抱えている場合には，専門的な相談を受けることを勧めるなどの介入が比較的容易ですが，集団の場だけで困難がある場合には健診でも明らかになるとは

限らず，したがって介入できないこともあります．

　もちろん幼稚園・保育園などの集団生活の場では発達障害の有無に関わらず，行動上の困難や問題を抱える子どもたちは少なくありません．実際の集団生活では診断によって困難が軽減されるわけではなく，行動やコミュニケーションの問題に適切に対応することによってこそ軽減することを銘記しておく必要があると考えられます．今後，5歳児健診が全国的に広がっていく中で，小児神経医などのほかに一般小児科医の参加も増えてくると思われます．繰り返しますが，健診において望まれることはDSM-Ⅳ-TRなどの操作的診断基準に固執することなく，日常診療と同様に子どもたちが「日常生活や集団生活で抱えている困難」にどのように対応すればよいかについて指示ができるようになることが，発達障害の有無に関わらず，子どもたちの生活の質の向上に寄与すると思われます．

就学時健診と就学指導

　就学までの流れは入学前年の7月頃から就学相談が始まりますが，一般的には10月の就学時健診がスタートになります．そこで問題がなければ4月から通常学級に入学するわけですが，発達障害を抱えている場合には，しばしば就学時健診では問題点を指摘されず，入学後に問題となることがあります．これは非日常の場面には強いということも寄与しています．就学時健診で，行動，コミュニケーション，知的能力などの問題点を指摘された場合には二次健診を受診し，市町村の教育委員会に設置されている就学指導委員会の判定を受けることになり，通常学級，特別支援学級，特別支援学校のいずれが適しているかの判定を受け，これに基づいて就学指導が行われ，翌年の4月に就学することになります．

　就学時健診は昭和33年ころから全国的に行われるようになり，学校保健法では以下のように規定されています．

表●学校保健法から

> 第4条　市（特別区を含む．以下同じ．）町村の教育委員会は，学校教育法（昭和22年法律第26号）第22条第1項の規定により翌学年の初めから同項に規定する学校に就学させるべき者で，当該市町村の区域内に住所を有するものの就学に当たって，その健康診断を行わなければならない．
>
> 第5条　市町村の教育委員会は，前条の健康診断の結果に基き，治療を勧告し，保健上必要な助言を行い，及び学校教育法第22条第1項に規定する義務の猶予若しくは免除又は特別支援学校への就学に関し指導を行う等適切な措置をとらなければならない．

　対象は学校教育法施行令第2条によれば10月1日現在の，その地域に住む，翌年4月1日までに満6歳になり，小学校に入学を予定している子どもで，ここで根拠とされる就学義務は学校教育法17条で「保護者は，子の満6歳に達した日の翌日以後における最初の学年の初めから，満12歳に達した日の属する学年の終わりまで，これを小学校又は特別支援学校の小学部に就学させる義務を負う．ただし，子が，満12歳に達した日の属する学年の終わりまでに小学校又は特別支援学校の小学部の課程を修了しないときは，満15歳に達した日の属する学年の終わり（それまでの間において当該課程を修了したときは，その修了した日の属する学年の終わり）までとする」と規定されています．

　就学時健診は多くの市町村では平日の午後に行われ，内容は質問票の提出，知的能力の検査（就学時新M-S知能検査などの簡略化された検査を使用しているところが多い），内科診察，耳鼻科診察，眼科診察，歯科診察などで，必要に応じて言語能力のチェックなども行われています．耳鼻科，眼科については担当医師がいない場合には質問票で代用されることもあり，知的能力の検査で得点が低い場合には，「吟味」（就学時新M-S知能検査では8点以下の場合）として，さらにくわしく調べること

になっています．就学時健診で知的な面，行動の面，コミュニケーションの面などで問題があると判定されますと，二次検診を受診することになります．就学時健診の問題点は，まず半日の健診で発達障害を含めて適切に判定できるのかということであり，知的障害のない発達障害では少なからず就学時健診では見逃されています．また就学時健診は自治体に，行う義務がありますが，実は住民には受ける義務や受けなかった場合の罰則はありません．したがって特別支援学級や特別支援学校を勧められることを恐れて，健診を受けない保護者も事実上存在しますし，手続き上は就学相談も就学時健診も二次健診も受けずに翌年4月を迎えることになると，教育委員会では情報が得られないので，通常学級に在籍させざるを得ないことになります．

　二次健診は，自治体の規模によっても対象人数によっても内容は異なりますが，通常は就学時健診で問題点を指摘された子どもを集めて実施しています．内容は集団で指示に従うことができるか，他の子どもたちと一緒に行動できるか，粗大運動の能力に問題がないかなどをチェックし，その後に個別に問題点の聞き取りや，描画，はさみを使うなどの行為を子どもにさせて，微細運動を含めた能力を確認することが主なものです．後述の就学指導委員会の委員が個別の場面，集団の場面を観察したりして委員会での検討を行うこともあります．

　就学指導委員会は適正な就学先を指導するための判定を行う委員会であり，呼称は心身障害児適正就学指導委員会を始めとして市町村条例で定められています．最近では指導という強い表現ではなく，勧告としている市町村も増えていますが，構成員は教職員（最近では特別支援教育コーディネーターが参加することが多い），学識経験者などから構成されています．特別支援教育コーディネーターは特別支援教育を実施するために，多くの学校で1～2名の教職員が一定の研修を受けてから，学校での特別支援教育の実践に向けてプランを立てたり，対応方法を考えたりすることになっていますが，地域によっても，また学校によっても実

際に果たしている役割はさまざまです．専任の職員ではなく教職員の兼任であることが，業務の独立性の観点からも問題になっています．学識経験者には基本的に医師のほか，特別支援学校の教職員や保育園関係者，療育施設の関係者，児童福祉施設の関係者，母子保健部門の担当者などが含まれます．この委員会では二次健診を受診した子どもたち，それぞれについて問題点や行動，コミュニケーションの様子などから，適正就学先としての通常学級，特別支援学級（知的と情緒に分かれる），特別支援学校（肢体不自由，知的障害，感覚器障害）の判定を行っています．

　就学指導は，就学指導委員会の判定に基づいて行われます．多くの地域では就学時健診が10月に，二次健診や就学指導委員会の判定は多くは11月に行われます．通常は12月には，特別支援学級や特別支援学校などの就学児童数を決めて教員配置を考えなければならないので，この短期間に就学指導までを行っている市町村が多くなっています．指導は教育委員会で行う場合と地域の学校で行う場合があり，これは市町村によって，また障害の種類や程度によって異なるようです．

　就学指導における問題点は，教育委員会や学校は「適正就学」という原則の下に，就学指導委員会の判定結果を保護者に伝え，その判定に沿った就学を指導あるいは勧告するわけですが，就学指導委員会の判定に問題点がある場合もあり，また時間的余裕のない中で指導を行うために，しばしば保護者との間でトラブルとなり，結果として判定とは異なる就学先を保護者が選択してしまう場合が少なくありません．

　本来の特別支援教育の概念からいえば，保護者の希望する就学先を受け入れ，その中で適切な支援を行うことこそが，発達障害を抱える子どもたちにとって重要であると思われますが，現実にそれを行うことは容易ではありません．

就学前に発見された発達障害への継続支援，事前協議

　5歳児健診や幼稚園・保育園からの相談を契機に発見され，診断された発達障害を抱える子どもたちに対しての，その後の支援にはいくつかの問題があります．市町村の保健部門は就学前には母子（親子）保健事業として厚生労働省の管轄ですが，就学後は学校保健として文部科学省の管轄になりますし，また個人情報保護の問題もあって母子保健の情報をそのまま学校保健に渡すことはできません．しかし，子どもたちは継続して支援を受けることが望ましいわけです．

　そこで私は，就学時健診で問題がないと判定されても，保護者がその後の学校生活に不安を感じている場合には，時間や状況が許せば，なるべく保護者，子どもと一緒に就学先の小学校を訪問し，校長，教頭，養護教諭，特別支援教育コーディネーターなどの学校職員に対して子どもの現状，診断，将来予測される困難，希望する対応などについて話をするようにしています．もちろん就学後にも定期的な相談や受診を続けるとともに，必要に応じて学校との話し合いも行っています．しかしこれらの対応が可能であるのは，時間の関係もあり，残念ながら近い場所に限られます．どこにでも相談，受診が可能である社会資源があれば，この問題も解決されてくるでしょうが，まだまだ社会資源が足りません．

　十分な情報や対応なしに発達障害を抱えた子どもを受け入れた学校は，困り果てて責任をしばしば保護者に転嫁します．時には通常学級から特別支援学級への変更を半ば強制的に示唆する場合もあります．ですから困難が予測されるのであれば，就学時健診の結果に関わらず，学校との事前協議は必要であると考えています．私は2006年から，発達障害と診断され，通常学級への入学を希望する子どもと保護者を対象として，就学前に学校と協議する場の設定に協力しています．対象者は，私が診断し就学勧告の内容に関わらず通常学級への入学を希望している場合です．今までに15名の事前協議を行いましたが，そのうち8名は就学時

健診では問題点を指摘されていませんでした．すなわち，そのまま通常学級に入学し，入学後に問題が起きると予測された群です．残りの7名は行動やコミュニケーションに問題があると判定され，5名が特別支援学級，1名が特別支援学校，1名が通常学級の勧告を受けていました．しかしながら全員が通常学級への入学を希望しており，学校との事前協議を行うことになりました．協議の時期は，就学指導が終了し，就学先が決定した後の1月から3月上旬までで，協議に当たっては，保護者と以下の点を確認した上で行いました．

事前協議においての確認事項

1. 協議は子どもに対する学校としての共通理解を得ることと，適切な措置を講じてもらうために行うこと．
2. 学校に先入観を与えるためのものではないこと．
3. 入学後に予想される困難の中には，あらかじめ協議しておくことによって，困難が軽減される可能性もあること．
4. 保護者にとって話して欲しくない内容については触れないこと．
5. 必要に応じて入学後も協議を続ける可能性があること．

これらの点について了解を得た後，学校と連絡を取り日時を決定し，私と子ども，保護者（多くは両親）が学校に出向いて，約1時間の協議を行っています．学校側は時期的にも担任が決定できないこともあり，校長，教頭（副校長），特別支援教育コーディネーター，養護教諭などが複数で対応しています．特別支援学級や特別支援学校の勧告がある場合には，就学指導委員会の答申とは異なる就学先になるため，協議に消極的な学校も当初はみられていましたが，実際に入学するという事実の前に，多くの学校が協議を受け入れるようになっています．

また多くの小学校では，すでに発達障害の子どもたちが在籍しており，

実際にADHDや高機能自閉症の子がクラスにいて，学校がうまく対応できなかったために，保護者とのトラブルを抱えたり，学級崩壊になったりするような事態も経験しているので，このことも協議がしやすくなる要因となっていると考えられます．

　事前協議を行わずに入学後に問題が出てくる場合には，発達障害を抱える子どもの困難さへの対応が，「担任」に押し付けられ，うまく対応できない場合には「指導力不足」と捉えられがちです．よって，学校全体での共通認識にはつながりにくいので，事前に学校で情報を共有してもらうことの重要性は明らかです．

　もちろん学校に入学してからも，必要に応じて保護者，学校関係者との話し合いをもち，家庭や学校で共通の対応を行うことが，子どもの生活内容の向上にも役立ちます．実際には時間のかかる作業であり，学校によっては話し合いに消極的である場合もありますが，子どもたちのためには役立つと考えています．

　発達障害を抱える子どもたちの学校生活には少なからず困難を伴いますから，子どもたちの学校生活を支援するためには，学校との連携が欠かせません．できれば医療の側も診察室にこもっているだけではなく，学校現場に足を運び，子どもの状況を観察したり，教職員と対応について協議したりすることができればと思います．

　医療や学校がそれぞれ別々の対応を行っているようでは保護者は混乱し，ひいては子どもたちが困ります．医療サイドはしばしばこうあってほしいという「理想論」に傾きがちですが，子どもたちはそこで生活しています．理想論だけではなく，実行可能で具体的なアドバイスが求められています．それが学校との信頼関係の育成にも，連携にも，ひいては子どもたちのより快適な学校生活の実現にも役立ちます．

　このようなことが，いつでもどこでも行われるようになることが理想です．発達障害を抱えた子どもたちを，現在だけではなく将来も見据えて支援することは大切なことです．

第9章
発達障害でしばしば用いられる薬剤について

はじめに

　発達障害を抱えている場合，主に行動上の問題への対処として薬物療法は一つの選択肢になります．これまでもお話ししてきたように私は薬物療法が第一選択だとは考えていませんし，特に15歳以下では薬物療法を行っている場合はそれほど多くはありません．しかし特に二次障害においては，カウンセリングや社会生活訓練（SST）だけではなく，薬物療法も必要な場合が少なからずあります．多くの薬剤は使用に当たっての注意が必要であり，簡単に処方できるものではありませんが，本章では発達障害において，しばしば用いられる薬剤について，簡単にまとめてみました．一般外来の小児科医がこれらの薬剤を処方する機会は多くはないかもしれません．しかし，療育機関や専門機関でこれらの薬剤を処方されている子どもたちにも，かかりつけ医として感染症や予防接種の際に診察する機会は十分に考えられます．そのときにこうした薬剤について，知っておいていただくことは意味があると考えています．

Methylphenidate

　ADHDに対する薬剤です．わが国では長い間，即効性のリタリン®が使用されていました．国際的にも標準薬ですが，ADHDとしては保険適応が得られておらず，うつ病の治療の拡大解釈として使用されてきまし

た．乱用が 2007 年に社会問題となり，リタリン®は ADHD には事実上使用できなくなりました．代わって，徐放性のコンサータ®が発売されましたが，処方に当たっては医師，薬剤師とも登録が必要（医師については小児科専門医，小児神経専門医，日本精神神経学会専門医：近日制度化，が研修を受けて処方のライセンスを取得）となっています．海外では現在でも即効性のリタリン®が使用可能ですし，そのほかにも貼布剤などいろいろな種類がありますが，わが国ではコンサータ®のみが使用できます．

表●コンサータ®

○徐放性の methylphenidate 製剤
○6 歳から 18 歳未満が保険適用
○18 mg と 27 mg の錠剤 2 種類
○原則は朝 1 回投与
○依存性あり
○禁忌：甲状腺機能亢進症，Tourette 症候群などの多発性チック
○使用注意：てんかん，うつ病
○重大な副作用：悪性症候群
○しばしばみられる副作用：食欲不振，頭痛，睡眠障害，顔色不良，便秘など

コンサータ®は錠剤のみで，外側から徐々に解けるという製造上の特徴から，分割したり割ったりすることはできません．現在流通しているのは 18 mg と 27 mg の 2 種類の錠剤で，量が多すぎる，細かな量の調節ができないなどの点から，4.5 mg の錠剤も発売が検討されているようです．6 歳から 18 歳未満が対象のため，成人の ADHD，ADD には投与できません．飲み方は原則として朝 1 回投与です．リタリン®の場合には服用後 30 分くらいで効果が出始め，4～6 時間で効果が消失していましたが，コンサータ®の場合には錠剤の外側がすぐに溶けるため，飲んでから 30 分位で効果が出始めますが，中心部がゆっくりと溶けるために，

効果は10〜12時間程度持続します．最初は18 mg錠で開始し，症状の改善が乏しいようでしたら27 mgに増量します．状況をみながら36 mgに増量することもありますが，1日の最大量は54 mgとなっています．

Methylphenidateには依存性があり，依存の度合いは「タバコ」と同じくらいと考えられています．急な中止によって，いらいら，不眠などの離脱症状が出ることがあります．

禁忌は甲状腺機能亢進症やTourette症候群を含む多発性チックです．甲状腺機能亢進症では循環器のトラブルが報告されており，Tourette症候群では症状が悪化することが報告されています．使用に注意を要する疾患としては，てんかんやうつ病があげられます．てんかんの患者さんに使用すると脳波異常の悪化や発作が増加するという報告がありますし，うつ病の場合にも症状の悪化や不安定になるという報告があります．高機能自閉症の合併がある場合には使わない方がよいともいわれていますが，私は必ずしもあてはまらないと感じています．ADHDと高機能自閉症の併存は少なくありませんし，ADHDの症状を標的として実際に使用した経験もありますが，特に問題はありませんでした．

重篤な副作用として，悪性症候群（無動，筋強剛，発汗，高熱，錯乱など）が報告されていますが，私は経験がありません．一般的な副作用としては，食欲不振，睡眠障害，頭痛，いらいらなどが主なもので，リタリン®と大きな違いはありませんが，持続時間が長いため，食欲不振は昼食時にみられることが少なくありません．そのために給食が食べられないなどの問題が起きることがあります．一般的には朝と夜にしっかり食べればよいわけですが，昼食が食べられないことから使用中止になったこともあります．興奮作用があるため，服用の時間によっては睡眠障害が起きますので，その場合には朝の服用時間をなるべく早くする必要があります．また成長障害，身長や体重の伸びが悪くなるという報告もありますので，定期的に身体測定をしておく必要もあります．

併用禁忌としてはMAO阻害剤（エフピー®）があげられていますが，

子どもで使うことはまずないと思います．

Atomoxetine

商品名ストラテラ®として2009年に発売されました．適応症はADHDで，コンサータ®同様適応年齢はわが国では6歳から18歳未満までですが，それまでに使用されていれば成人でも継続使用が可能です．コンサータ®と異なり，処方にあたっての登録は必要ありません．

表●ストラテラ®

○アトモキセチン塩酸塩
○6歳から18歳未満が保険適用
○5 mg，10 mg，25 mgのカプセル3種類
○原則は1日2回投与
○依存性は弱い
○禁忌：本剤への過敏症．MAO阻害剤（エフピー®）投与中．閉塞隅角緑内障．
○重大な副作用：肝機能障害，アナフィラキシー様反応
○しばしばみられる副作用：食欲不振，腹痛，下痢，頭痛，傾眠，便秘など

5 mg，10 mg，25 mgの3種類のカプセルがあり，増量には1週間以上の間隔をあけ，基本的には1日量は0.5 mg/kgより開始し，その後，0.8 mg/kgに増量，さらに1.2 mg/kgに増量した後，1.2〜1.8 mg/kgで維持量を決定します．それを朝，夕2回に分けて投与します．ノルアドレナリン再取り込み阻害薬であり，依存性はmethylphenidateと比較しても低いと考えられています．禁忌薬剤はコンサータ®同様MAO阻害剤ですが，小児では使われないと思います．心血管系に対する影響を観察するために，定期的に心拍数や血圧など循環機能のチェックが望まれます．投与開始前に心電図を確認しておくとよいかもしれません．重篤な副作用としては，肝機能障害やアナフィラキシー様症状の報告がありますが，

頻度は不明です．しばしばみられる代表的な副作用は，投与初期の食欲不振，腹痛，下痢，便秘などの消化器系の症状ですが，そのほかに頭痛や傾眠などの報告もあります．コンサータ®同様，身長，体重の定期的なチェックも必要です．向精神薬ですので，その他の薬剤と同じように，いらいらや気分不快の症状などにも注意する必要があると考えられます．

そのほかにも国際的には多くの薬剤が ADHD に対して用いられていますが，わが国では ADHD に対する保険適用があるのはこれら 2 つの薬剤のみです．

SSRI：selective serotonin reuptake inhibitors

SSRI（選択的セロトニン再吸収阻害剤）は，今やわが国では最もよく使われている薬剤の一つであり，小児にも使用されていますが，小児を対象とした臨床試験は行われておらず，保険診療上もチェックされる場合があります．

SSRI にはいくつか種類があり，わが国で承認・使用されているのは，fluvoxamine maleate（ルボックス®，デプロメール®），paroxetine hydrocloride（パキシル®），sertraline hydrochloride（ジェイゾロフト®）です．小児に最も使用されているのは fluvoxamine maleate（ルボックス®，デプロメール®）です．保険適用などは少しずつ違いますが，禁忌，副作用，チェックポイントなどは同じです．

Fluvoxamine maleate（ルボックス®，デプロメール®）は 25 mg，50 mg，75 mg の錠剤があり，保険適用はうつ病，うつ状態，強迫性障害，社会不安障害です．1 日 2 回，朝夕の投与が一般的で，当初は 25 mg 錠を 2 回投与し 2〜4 週の間隔で増量，成人では 1 日量が 150 mg とされていますが，小児では 50〜100 mg を使用します．6 歳未満の使用経験はありません．発達障害では高機能自閉症に伴ったうつ病，ADHD に伴った強迫性障害に使用した経験があります．小児では最も使われていますが，

効果が出るのは服用後 2～4 週間たってからです．即効性はありません．

paroxetine hydrocloride（パキシル®）は 10 mg と 20 mg の錠剤があり，服用後に眠気が出ることがあるので，夜 1 回の投与が一般的です．保険適応はうつ状態，うつ病，パニック障害，強迫性障害です．18 歳未満の患者の服用中に自殺企図がみられた報告があり，注意が喚起されましたが，攻撃性や行動異常はすべての SSRI でみられる可能性があります．したがって，小児に使用することは少ないのですが，パニック障害に対する適応が fluvoxamine maleate ではありませんので，そう診断した場合にはパキシル® を使用することがあるようです．成人の患者で使用することはありますが，私には 18 歳未満の使用経験はありません．

sertraline hydrochloride（ジェイゾロフト®）は 25 mg と 50 mg の錠剤があり，1 日 1 回投与です．小児への使用はほとんどありません．海外では 18 歳未満の患者への投与で自殺企図が起きたという報告があります．この薬剤については私には使用経験がありません．

なお小児に限らず成人でも，うつ病の影に双極性障害が隠れていることがあります．うつ状態に目を奪われていると，逆にそう状態が普通にみえてしまうこともありますが，双極性障害の場合には SSRI は使用しないことが原則です．小児の双極性障害の場合には，病像が 1 日のうちに何度も変化することも報告があります．この場合に使用するとすれば後述の risperidone などの非定型向精神薬が第一選択になります．

表● SSRI の副作用と留意点

○重篤な副作用：セロトニン症候群，悪性症候群
○一般的な副作用：全身倦怠感，頭痛，めまい，眠気，食欲不振，便秘，嘔吐，下痢など
○注意すべき副作用：血圧変動，不整脈，頻脈，起立性低血圧
○併用禁忌：MAO 阻害剤（エフピー®），ピモジド（オーラップ®），メレリル®（発売中止）

第 9 章 ◆発達障害でしばしば用いられる薬剤について

○併用注意：三環系抗うつ剤（イミプラミンなど多数），他の SSRI
　　　　　非定型向精神薬（リスパダール®，ジプレキサ®など），
　　　　　ワルファリンなど出血性素因のある薬剤
　　　　　抗てんかん剤（アレビアチン®，テグレトール®など）
　　　　　トリプタン系薬剤（イミグラン®など）

　上記のように多くの副作用，禁忌薬剤，併用注意薬剤があります．簡単に使用する薬剤ではないことが理解していただけると思います．また小児の場合には，成長障害を起こしたという報告（食欲不振などうつ病の症状である可能性もありますが）もあるので，身長，体重の定期的な測定も欠かせません．

　重篤な副作用のうち，セロトニン症候群はあまり知られていないので，簡単に説明します．セロトニン症候群は脳内の serotonin 濃度が高くなることにより起きるとされており，小児では少ないと考えられてきましたが，最近では SSRI の副作用として注目されています．症状としては体温の上昇，頭痛，めまい，嘔吐，錯乱，感情失禁などを認め，それらの症状が急激に出現します．悪性症候群に類似していますが，より精神症状が強いとされています．多くは SSRI を使用中に起きてくると考えられ，このような症状がみられた場合には通常，鎮静剤などの投与を考えますが，それでは対応できません．疑われた場合には，ただちに薬剤を中止し，輸液，体の冷却などを含めた全身管理を行う必要があります．

Risperidone リスパダール®

　リスパダール®も最近，小児に対しても使われることがあります．リスパダール®は非定型向精神薬に位置づけられており，保険適用は統合失調症です．うつ病ではなく双極性障害のときに使われることがあるほか，発達障害では，高機能自閉症や ADHD の行動上の問題に対して，基礎

薬として使用されていることもあります．

　非定型向精神薬には risperidone（リスパダール®）のほかに olanzapine（ジプレキサ®），aripiprazole（エピリファイ®）などがあります．これらは統合失調症に対して保険適用が認められていますが，最近ジプレキサ®，エピリファイ®は，双極性障害への適用も承認されました．なおリスパダール®については，現時点ではそれ以外のうつ病や気分障害などでも保険査定されていませんので，小児でも使われることが増えているようです．私は 18 歳未満では，高機能自閉症，ADHD に合併した双極性障害，高機能自閉症に合併した選択性緘黙（selective mutism）の症例に使用し，有効であった経験があります．成人では 1 回 1 mg の 1 日 2 回投与から開始し，症状をみながら増量することが勧められていますが，小児では 1 日 1 mg 以下の投与量でも経験上，有効だと考えています．初回投与量は 0.4〜0.8 mg を 1 日 2 回に分けて使用しています．なお，成人の双極性障害でも 1 日 2 mg では錐体外路症状が出現し，1 mg に減量して良好な効果を得ている経験もあります．

表●リスパダール®

- risperidone 製剤
- 小児での臨床試験は行われていない（安全性は確立していない）
- 細粒，1 mg，2 mg，3 mg の錠剤 3 種類
- 原則は朝夕の 1 日 2 回投与
- 併用禁忌：アドレナリン（ボスミン）
- 併用注意：バルビツール系薬剤，ドパミン作動薬，carbamazepine，降圧剤，アルコール
- 重大な副作用：悪性症候群，遅発性ジスキネジア，横紋筋融解症など
- しばしばみられる副作用：錐体外路症状（パーキンソン様症状），不安，いらいら，頻脈，血圧低下，便秘，食欲不振，不眠など

　表に示したように多くの併用注意，副作用があります．遅発性ジスキ

ネジアについては haloperidol よりは少ないと考えられていますが，一定の頻度でみられるようです．リスパダール®を服用中に，舌や筋肉のこわばり，振戦，流涎，歩行障害などの錐体外路症状（パーキンソン様症状）が出現した場合には，中止をする必要がありますが，服用方法や処方量の確認も必要です．依存性は強くはないと思われます．

その他の薬剤

そのほかにも多くの薬剤が使われています．高機能自閉症や ADHD では気分の変化が激しいことがあり，mood stabilizer として carbamazepine（テグレトール®，テレスミン®）や sodium valproate（デパケン®，ヴァレリン®，セレニカ®）などが用いられることもありますし，minor tranquilizer として fuldiazepan（エリスパン®），alprazolam（ソラナックス®）などが用いられることもあります．

しかし基本は発達障害を抱えている子どもたち，大人たちの声に耳を傾けることですし，抱えている困難，将来予測される困難に対してどのように対応するのか，Road Map も必要ですし，社会生活訓練（SST）も必要であると考えています．

第10章
外来でできること，実際の対応の方法

はじめに

　発達障害に限ったことではないかもしれませんが，まず困難や心配事を抱えた子どもたち，大人たち，保護者たちをどうやって受け止めるかということが大切です．その基本は respect（尊重すること）だと思っています．一方的ではなく，相手を尊重する，理解しようとする姿勢を明らかにすることが，たとえ相手が幼児であっても必要だと思っています．こうお話ししている私もいつもうまくいくわけではありません．抱えている問題の種類や，子どもたちの行動を前にして，そちらに気を取られ，respect を忘れてしまうことがあります．あとで気がついても，そうなるとなかなか子どもとはうまくいかなくなります．

　発達障害はその子，その人の一部に過ぎません．人格でも存在でもありません．しばしば抱えている社会的困難によって，人格や存在まで否定されそうであっても，あくまでそれは一部です．木をみて森をみずではなく，人間としての個人への respect は必要です．

　しかし，respect ということは，すべてに同調するということではありません．これは共感（sympathy）と感情移入（empathy）は異なるということを考えていただければわかりやすいと思います．抱えている困りごとや問題点に対して共感することは大切です．共感することによって理解ができる，理解しようとしていることをわかってもらうという面もありますし，相手が「共感」してくれていると感じることによって，口

を開いたり，プレッシャーを感じないで話したり，心にしまっておいたことまで話したりすることにもつながってきます．ですから共感は欠かせません．しかし感情移入をすることはなるべく避ける必要があります．感情移入をしてしまったら，冷静な判断はできません．例をあげていえば，困難であった話を聞いて「それはつらかったね」ということは共感です．しかし「私まで涙が出てしまう」は感情移入です．もちろん家族や友人は共感だけではなく，感情移入することによって「同一感」を味わうことが必要です．医師は職業として相談や診療を行っていますので，冷静な判断がいつも必要であり，共感はしても感情移入しないということを，意識しておく必要があると思います．そうでないとただ同調して流されてしまうことにもなりかねません．

次は，外来でできる療育や対応についてです．専門的な問題は別として，外来で10〜15分の時間をかければ簡単にできる療育や対応もあります．特に5歳以上になれば可能なことは少なくありません．それ以下の年齢での，特に自閉症の療育については，外来での短時間の対応では無理だと思います．この章では対応の基本や注意点から，外来でできる対応まで，簡単に触れてみたいと思います．

基本はスモールステップ

まずは問題点を抱えていても焦らない，急がないことです．「少しずつ」が基本です．そして，できないことに注目するのではなく，できたことを評価します．たとえば診察のときに始めはうまくいっていたが最後に我慢できなくなって泣き喚いた．このときに最後に注目すればマイナスの評価になりますが，最初にできたことをともかく評価し，褒めましょう．それが次につながります．

有名な問題です．砂漠で水筒の水が半分になった．まだ半分あると考えるのか，もう半分しかないと考えるのか．答えはいつも「まだ半分あ

る」です．今日は一つできた．それが次回でも，あるいはその次でも，もう一つできるようになればそれでよいので，焦ることは禁物です．スモールステップ，小分けして少しずつということは実際の自閉症の療育においても大切なことです．できたことを評価しなければ，次にはつながりません．

　たとえば，ADHDを抱えている場合，宿題をしばしば嫌がります．30問の計算問題があったとします．全部まとめてさせようと考え，もし16問でやめたとすれば，できなかったことが責められます．褒められるチャンスは30問すべてできたとき1回のみです．しかしこの場合には，30問を3問ずつ10単位に分けます．1単位できたらまず褒めます．今日は4単位で終わっても，4回褒めておけばそれでよいのです．褒められることがうれしければ，次は5単位になるかもしれませんし，10単位全部になるかもしれません．10単位全部できれば，10回褒められた上，ボーナスが出るかもしれません．こんな考え方です．

予定・決まりごとは守る

　高機能自閉症にせよADHDにせよ，急な予定の変更は苦手ですし，しばしば戸惑ったり混乱したりします．決まりごとや順序についても同じです．たとえば，予防接種を例にとってみましょう．「次に来たときに2回目を接種するからね」と話していたところ，受診したときに熱がありました．当然接種はできませんが，そのつもりで来た子どもは「せっかく納得していた」のに混乱します．でも予防接種はできません．

　こんなときは「次に来たときに元気だったら2回目を接種しようね」と話しておけばよかったのです．それならば，熱があって元気ではないことを説明すれば理解できます．いわなくても当然わかるだろうというのは，発達障害に対しては「楽観的思い込み」です．あくまで具体的に，わかりやすく説明する必要があります．

診察室で，きちんと椅子に座れるようになった．しかしある日，椅子のカバーの色が変わっていたら座れなくなった．これもちょっとみただけではなぜだかわかりません．その子にとっては「座るのは緑のカバーのかかった椅子」であって「ピンクのカバーのかかった椅子」ではなかったわけで，それが決まりごとだったわけです．そんなときには，わざわざカバーを変えるのではなく，最初から椅子に決まったマットを置くことにすれば解決できます．というよりも，そうしたマット（座布団）を診察のときにもってきてもらい，それがおいてあるところに座る，というルールであれば大丈夫です．

混乱しそうな場合には，紙に診察や処置の手順を書いて示し，一つひとつ終わった手順を消していきながら先に進むことも，小学生以上では有効な，混乱を避ける方法です．薬剤や検査の副作用や注意点，たとえば感染症で学校を休まなければいけない場合には，「何日まで休む」，あるいは「何日にもう一度外来に来るまで休みましょうね」ということを紙に書くと理解しやすくなりますし，混乱も少なくなります．「次の水曜日にもう一度ここに来るまでは，おうちで静かにしていてください」と書く場合には，私は「テレビは1日2時間だけ」「ゲームは1日2時間」など，安静にさせるために付け加えることもあります．

面倒だと思われるかもしれませんが，発達障害を抱えている子どもたちは，おそらく2～3％はいます．たとえ感染症が中心の外来であっても，無視できませんし，対応が必要です．

発達障害を抱えていると，新しい場面に慣れるまでにも時間がかかることが多いのですが，場面が急に変わったときには，それがきちんと予告されていればともかく，そうでなければ，初めての場合以上に慣れるまでに時間がかかることも少なくありません．

目をみる

▷発達障害を抱えていると，しばしば目を見合わせることが苦手
▷目を合わせた方が，指示は通りやすい
▷目を合わせるときには目の高さをそろえる
▷うまくいかないときには無理をしない
▷少しずつ目を合わせる時間を長くし，うまくいったら褒める

診察では普通は相手の目をみながら話をします．いわゆる eye contact ですが，発達障害を抱える場合には目をみることが苦手な子どもたちが少なくありません．相手の目をみないで説明することは医師にとっても気分のよいものではありません．もちろん目をみている方が，「こうしてほしい」という指示は通りやすくなります．

ポイントはいくつかありますが，まず目を見合わせるときには目の高さをそろえる，上から見下ろさないということです．2～3歳児では難しい場合もありますが，5歳児になれば自分が姿勢を少し低くすることで十分に可能です．目の高さを揃えることは，目を見合わせるタイミングをうまくつかむために大切です．目がうまく合わない，全く合わない場合も，特に高機能自閉症ではありますが，その時に無理強いはしません．次にはもう少しできるかもしれないと考えることです．

外来診療の場で，目をみるトレーニングをすることもあります．そのときには，数字をカウントする，あるいは10から順番に数を減らしていき，0までいったら「よくできたね」といって褒めてあげることが，効果的です．最初は3でも5でも構いません．あとで紹介するシールも褒めてあげるために使うことがあります．

耳から入る情報よりは目から入る情報

▷発達障害を抱えていると聴力に問題はなくても
　→言葉による指示がしばしば入らない
　→特に離れていると難しい
　→反面，時には聴覚過敏がある
▷目から入る情報は受け取りやすい
　→視覚入力には強い
　→だから視覚情報を有効に使うこと
▷離れているときには
　→声かけだけでなく，サインボードなども使う
▷視覚構造化も有効な手段

　学習障害のみの場合にはあまり関係ないことが多いのですが，高機能自閉症にせよ ADHD にせよ，発達障害の子どもたちは視覚入力と聴覚入力，すなわち耳から入る情報と目から入る情報の受け取り方に差があることが少なくはありません．耳から入る言葉などの情報は聞こえているけれども，頭に入っていきにくいことがあり，なかなか指示が通らないことがあります．特に離れているとうまくいきません．反面，あとでもお話をしますが，知覚過敏や聴覚過敏があり，特定の音には過剰に反応するような場合もあります．
　それに比べて，図や資料なども含めて目から入る情報は受け取りやすく，視覚情報による指示の方が実行しやすいという傾向もあります．ですから診察の場でも，目から入る情報をどうやって有効に使うかがポイントになってきます．私は診察室の机の上にパソコンを置いて，必要に応じて画面に情報や指示を表示しています．少し離れているところからは，声かけだけではなく，図のサインボードを使うという方法もあります．

TEACCHでよく用いられる視覚構造化も役に立ちます．順路や手順，道筋などを目でみてわかるようにしておくことです．色のついたビニールテープやデザインされた図などを使います．表示する位置や高さも考える必要があります．受付から診察室に入り，お薬をもらうまでの手順を目でみてわかるようにすると考えてください．発達障害を抱えていなくても，この方法を使うことにより，誰にでもわかりやすくなります．視覚構造化された場所の代表は，前にもお話ししたように国際空港です．言葉が通じなくとも，飛行機を降りたらどこに何があるのか，標識をたどっていくだけでわかりますね．それと同じことです．

▼サインボード

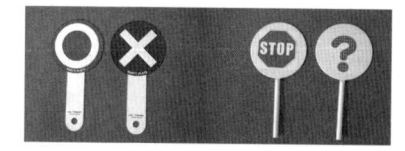

　サインボードの例を示しました．私は表が「○」で裏が「×」のもの，あるいは表がストップカードで裏が「？」のカードをよく使います．何かうまくいっていないときには「×」をみせて，そしてそれがうまくいけば「○」にする．これは少し離れたところでも，子どもの目に飛び込んできますので，役に立ちます．また何か不都合な行動をやめさせたいときにはストップカードをみせて，とりあえず手や行動を止めさせます．それができたら，裏返して「？」にし，「さあ，今，何をするところだったかを考えましょう」と，考えて行動させます．○×カードは3歳くらいから使用可能です．ストップカードは5歳くらいからです．なお，○×カードは「『×』をみせてスタートをしたときに，最後は必ず『○』で終わってください」とお話ししています．「×」で始まって「×」で終わっては，子どもたちの self-esteem は上がってきませんし，効果もすぐになくなります．

▼医療用絵カード

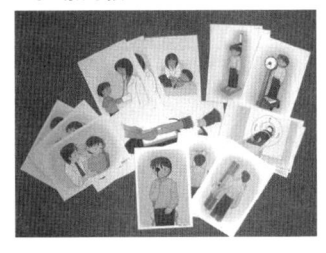

○身体測定，診察，採血，検査，耳鼻科，眼科などが収載されている
○歯科用もあり

各地の自閉症協会，NPO法人生活支援センターあすくなどで入手可能

　このような医療用絵カードが発売されています（NPO法人生活支援センターあすく，京都市児童福祉センターで実際に使われているとのことです）．33枚セットのこの中には，身体測定，診察手順，採血，検査，CT，耳鼻科健診や眼科診察などが載せられています．それからこれには歯科用もあります．歯科に関してはiPodを使って，慶応大学の標先生たちが手順説明や行き方も含めて図示する試みも行っておられます．こうしたカードを用いて事前に説明することにより，実際の場での混乱は少なくなります．

　このカードはとても役に立ちますが，落とし穴もあります．すべてこの通りの手順であればよいのですが，どこかでちょっとした変化が起きてしまうこともよくあります．たとえば採血のときに，図では一度しか刺しませんが，「うまく採れなかったから」ということで説明しないで二回目を刺すと，本人がパニックを起こしたり暴れたりしてしまうことがしばしば起きます．指示や流れを具体的にすることは大切ですが，具体的であればあるほど，考えていないトラブルが増えるというジレンマもあります．

手をもって小さな世界をつくる

▼ハンドリング (Hands to hands handling)

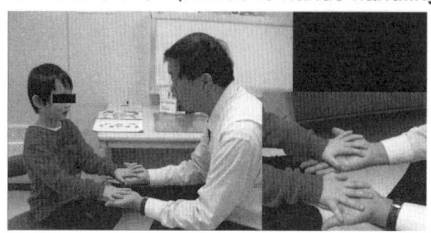

　私がよく使っている，Hands to hands handling（ハンドリング）という方法です．私が手を出し，目線の高さをなるべくそろえているのがわかると思います．そして差し出した両手の上に，子どもに手を乗せてもらいます．写真で手を乗せているのは6歳の男児，高機能自閉症で，パニックを起こしやすいし，目をみて話すことも苦手なのですが，こうしますとかなり長い時間，私と目を見合わせながら話すことができます．

　手をもって視線を合わせて小さな世界にします．この診察室はかなり広い部屋なのですが，こうすれば気も散りません．これだけで落ち着く子どもは少なくありませんし，後でお話しする社会生活訓練（SST）にも有用です．「君が嫌いではない」「君を理解しようとしている」「君が少しずつできるようになることがうれしい」というメッセージを始めにお話しした respect とともに送ることです．思春期以降の女子ではなかなか難しくはなりますが，4〜5歳から中学生まではハンドリングはコミュニケーションの上でも，子どもに集中させる上でも役に立ちます．

　ADHD の場合でも，ハンドリングをしていると，そわそわしたり，あちらこちらをみたりしないで，話や訓練に集中することができます．

　小さな世界をつくるということに加えて，もう一つの効果は，目と目，顔と顔の距離が一定になることです．子どもも集中しやすくなりますし，

落ち着きやすくなります．目を合わせているときに，目と目の距離が一定でないと，合わせ続けることは難しくなります．距離を一定にし，高さを揃えることで，「君のことを認めている」というメッセージも伝えやすくなります．

タイムアウト

▷どうやっても落ち着かない，暴れる，指示が通らない
　→こんなときにはタイムアウト
▷その場から離す
　→時間は年齢×分，最大 20 分
▷タイムアウトは
　→部屋に 1 人で取り残す
　→捕まえたりして外に出す（後ろから）

もちろん診察室でどうしても落ち着かなかったり暴れたり，普段ならば通る指示が通らないこともあります．こういうときに使うのがタイムアウトです．場所を変える，外に出すということです．基本的にはその場から離すということですが，逆にその子だけを残して，スタッフが全部外に出てしまうこともあります．その場合には，診察室にはいろいろなものが置いてありますから，壊されないように注意をする必要があります．

タイムアウトの時間は基本的には「年齢×分」が基準だと私は考えています．しかし大雑把にいえば，「小学校に入学するまでは 3 分で，入学してからは 5 分」でも，そう大きな問題はありません．大人の場合も含めて私は最長 20 分にしています．

タイムアウトのときの注意として，捕まえて外に出すこともありますが，その場合には正面から闘うのではなく，後ろから捕まえて，背中の

ほうからもって，そして後ろからついていく形で外に出すことが原則です．前からですと本人が余計興奮して暴れ出すことがありますが，後ろからの場合には暴れる危険が比較的少なく，スタッフが蹴られたり叩かれたりする可能性も減ります．小さな部屋などに閉じ込めるなどということはお勧めしていません．ただお気に入りの場所がある場合には，そこに連れて行ってタイムアウトに使う場合もあります．医療機関ですと柱の裏側とか，非常階段の側とかいろいろありますが，よく観察していればわかることもありますし，本人に聞くこともできます．

　お気に入りの場所をタイムアウトに使うと，気分転換は早いのですが，なかなか戻ってきません．そんなときには目でみてわかる砂時計をよく使っています．

▼砂時計

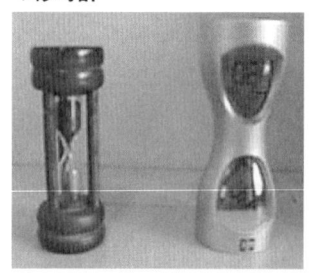

　左側は100円ショップで売っている3分間の砂時計，右側は電子砂時計で，1～60分まで設定でき，砂が落ちているようにみえて時間が来るとアラームが鳴ります．このほかにキッチンタイマーとして売られている，1分，3分，5分の3本が並んだものもあります．タイムアウトや，後述の，話し始めるときなど，発達障害を抱えている場合には使い道がたくさんあります．「最初は1分我慢してみよう」「3分で，気分を変えよう」「5分のアラームが鳴ったら戻っておいで」などいろいろと使えます．目でみてわかるので，子どもだけではなく，大人も気に入っている人が少なくありません．

声かけの基本

▷CCQ（close, calm, quiet）が原則
　→近づいて，穏やかに，静かに
▷先に注意を引いておくことも効果的
▷遠くから大声での指示
　→効果は少ない，手を伸ばせば届く距離で
▷声かけが無理なときにはサインボードも使う

　基本的に，発達障害を抱える子どもたちへの声かけというのは，CCQです．これは奈良教育大学の岩坂英巳先生に数年前に教えていただきました．Close Calm Quiet（近づいて，穏やかに，静かに）が原則で，先に注意を引いておくということも効果的です．そのためには，先ほどおみせした○×カードや，ストップ・カードなども効果的です．遠くから大声で指示するのは，聴覚入力でもお話ししたように，まずうまくいきません．基本的にはハンドリングを使うなど，手を伸ばせば届く範囲で声をかけることです．

　何かに熱中して振り向かないこともありますが，それでも静かに声をかけることです．大きな声を出せばよいというものではありません．指示に従うことも練習です．無理に実行させても次にはつながりません．腕をつかんで振り向かせるなどは，そのときにはうまくいっても，次には抵抗されるだけです．

褒めること，叱ること

▷すぐ褒める，すぐ叱る
　○子どもたちの行動にはすぐ反応する
　○好ましい行動ができた，うまくいった

>　→抱きしめてもいい，すぐに褒める
> ○してはいけないことをした
>　→すぐに叱る．それが「してはいけないこと」であったと理解させる
> ○わかるように褒める，叱る
> ○あとで褒めよう，叱ろう
>　→何の効果もない

　褒めること，叱ることも大切です．うまくできたときには，抱きしめてもいいからすぐ褒めることが大切です．後述の表情カードを使って，それを確認する方法もあります．してはいけないことをしたときには，すぐに叱り，注意をすることも大切です．

　高機能自閉症を抱えた子どもたちは，表情，身振り，手振り，あるいは声のトーンを理解することが困難な子どもたちが少なくありません．いくら褒めても「褒められた」，叱っても「叱られた」という感覚を感じていないことがあります．あくまで「褒める」「叱る」は相手にわからなければ仕方がないので，理解したということを何らかの方法で確認します．○×カードを子どもにもたせて，わかったら「○」，わからなかったら「×」と出してもらうことも有効です．「あとで褒めよう」「あとで叱ろう」ということは，効果は少ないと思います．ですから医療機関に来るときに何か必要なものを子どもが忘れてきた，そのときに「どうして忘れた」と叱ることではなく，なぜ忘れたのか理由を聞いてみること，次にはどうすれば忘れないですむかを一緒に考えることが大切だと考えています．

> ▷叱ること，怒ること
> ○叱ること
>　→冷静に問題点に対応する

> ○怒ること
> →感情が先にたち，冷静でなくなる
> ○必要なのは怒ることではなく叱ること

　叱ることと怒ることは違います．叱るということは子どもの行動やコミュニケーションに問題があり，直す必要があるときに冷静に行うものですが，怒るということは感情が先にたって，その感情を子どもにぶつけているだけです．それでは，いったんは手を止めて従ったとしても，行動は良い方には変化してきません．外来診療では私も怒らないように心がけてはいますが，あまりの暴れ方や言葉の嵐に，つい怒ってしまうこともあります．そうすると後で思い起こして反省しますが，怒ったときには子どもも納得して指示に従うことはありませんし，結果として気まずい思いだけが残ります．

▼表情カード

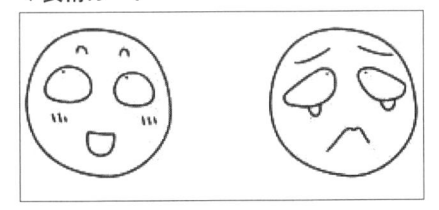

　ここにあげたカードは表情カード（包括的スクールカウンセリング研究会監修，クリエーションアカデミー発行）の 45 枚のセットからの 2 枚です．高機能自閉症の場合には，表情を理解することがしばしば苦手です．これは目をみることが苦手ということもありますが，表情は絶えず変化するので，わかりにくいということもあるようです．表情カードはさまざまな感情を表情のカードにしてあります．これは動きませんから，理解しやすいようです．こちらの感情を伝えるときにも，社会生活訓練（SST）の時にも，幼稚園児から高校生まで大変役に立っています．上に示したカードは「うれしい」「かなしい」のカードです．こうした

カードを子どもに示すだけではなく，子どもがこれらのカードを使って，自分の感情を伝える練習もできます．

> ▷命令系・禁止系・希望系
> ○命令系：〜しなさい
> ○禁止系：〜してはだめ
> ○希望系：〜してくれるとうれしいな

　発達障害に限ったことではないのですが，子どもたちに対する指示の出し方として命令形・禁止系・希望系という3つの方法があります．命令形は「じっとしていなさい」「ちゃんと座っていなさい」などという命令です．禁止系は「うろうろしては駄目」「立ち上がっては駄目」など，してほしくない行動の禁止をします．希望系は，「先生が診終わるまで，じっとしていてくれたらうれしいな」という表現で，子どもがおとなしくしていたら私も喜ぶということを表現しています．命令系や禁止系はそのときには有効でも，似たような場面では，また同じことが起きます．何度か繰り返していると「またいわれるからやめよう」と考えることはありますが，これは消極的な行動変容です．しかし，希望系は「こうしたら先生が褒めてくれる」ということがわかっていますから，積極的な行動変容につながりやすいのです．もちろんうまくいったら褒めることを忘れてはいけません．

　診察室では，手早く診察をするためにも，命令系や禁止系が使われることが多いと思いますが，子どもたちと接するときには希望系を上手に使うのがコツですし，それによってそのときには多少時間がかかっても，次からのことを考えれば有利だと思います．もちろん発達障害を抱えていなくても，これは有効です．

話しはじめた時，説明の時

▷話のさえぎり方
○話し始めるとしばしば止まらない
　→黙って聞いていても終わらない
　→いきなりさえぎると興奮する，時にはパニック症状も
○最初に時間を決める
　→3分，5分など
　→砂時計などで視覚的にみせることも有効
○視覚的なサイン（ストップボードなど）も有効
○注意するときにはCCQが原則

　発達障害を抱えている場合，ADHDや高機能自閉症の子どもたちでも，大人たちでも，話し始めると止まらないことがしばしばあります．黙って聞いているといつまでも終わりません．私は高校生の高機能自閉症の方との相談のときに，しゃべり始めたので止めないで時計をみていたら，55分全然途切れることなくしゃべっているという経験をしたことがあります．でもいきなり話をさえぎりますと，興奮したりパニックを起こしたりすることがあり，本人もどうしていいかわからなくなってしまうことがあります．

　そのような経験から，話を聞くときには，最初に「3分」「5分」など時間を決めてから聞くことにしています．先にお話しした砂時計も役に立ちます．砂時計をひっくり返して「この砂が落ちるまでしゃべったら，次は私が話しますね」ということをいっておくことで混乱も少なくなります．一定の時間に要領よく話をまとめることは高機能自閉症でもADHDでも得意ではありませんが，これは練習になります．もし話を途中でさえぎる場合には，先ほどおみせしたストップカードのようなものを示すなど，視覚情報を使うことがお勧めです．大きな声を出す，手で制止す

るなどは勧められません．

　落ち着きがなくて，そわそわしていることもあります．診察の場は日常的な場ではありませんので，落ち着かないのはある意味で当然ですが，その場合も，ハンドリングやサインボードなどの目から入る情報を使うことで落ち着きますし，どうしてもだめなら，とりあえずタイムアウトします．

　診察の場をうまくいかせるために，最初にシールや折り紙などのご褒美をあげて，静かにしているようにお話ししている場面をみたことがあります．ご褒美はあくまで「うまくいったとき」のご褒美です．最初から「シールをあげるから落ち着いて座っていて」とご褒美を出してしまうと，次から要求がエスカレートすることもあります．結果をみないでご褒美をあげることは，好ましくない行動を増やしてしまう可能性もあり，その次からの診察でより困難を抱えることにもなりかねません．

　たとえば，砂時計をみせて「3分間じっとしてちゃんと診察ができたら，このシールをあげる」というのは，結果がついてきてからのご褒美ですから，次にもつながります．

▷並列処理が苦手
　○こんなことがしばしば苦手
　　→授業を聞きながらノートをとる
　　→電話をしながらメモする
　○長くても説明は一筆書き
　　→順序を決めて流れを一つにする
　　→枝分かれは混乱しやすい
　○分岐点をつくると，分かれた結果が結論になりやすい
　　→副作用，合併症などの説明では要注意

特に高機能自閉症の子どもたちは，ADHDの場合にも時にそうですが，並列処理，二つのことを同時に処理することが，とても苦手なことが少なくありません．これは大人になっても同じです．たとえば授業を聞きながらノートをとる，電話をしながらメモするなど，普段何気なくやっていることが意外にできません．授業を聞くなら聞く，ノートを取るなら取るというように一度に一つならば十分に対応可能です．

　過去にある中学校で，50分の授業のうち最初の20分間に聞くだけ，そして次の5分間は書くだけ，また20分間授業を聞くだけ，そして最後の5分間は書くだけという試みをしたことがあります．この試みは発達障害の子どもたちだけではなく，他の子どもたちにも好評でした．しかし学習のやり方としては変則的であることで横槍が入り，続けることはできなかったのですが，これはとても有効な方法だと感じました．

　説明はどんなに長くなっても，一筆書きで順序よく組み立てることが大切です．そして説明をした後に，メモをしてもらうことで，どこまで理解したかの確認もできます．話に分岐点をつくると，分かれた結果のほうが結論になりやすいので注意が必要です．

　副作用や合併症の説明のときに，たとえば「この抗生物質を飲むと下痢をすることがあるかもしれませんが，特に心配いりません．でも下痢をする人は，それほど多くはないです」という説明をすると，「この抗生物質を飲むと下痢をする」と決めてしまいます．そして薬を飲まないというようなことも起きます．「この抗生物質を飲むと，10人に1人は下痢をするが下痢をしても心配ありません．しかし10人のうち9人は下痢をしません」という具体的な表現ならば，わかりやすいということになります．

　手術の説明でも同じです．腹腔鏡手術の説明のときに「出血があれば開腹することがあります」という言葉が途中に入ると「開腹する」と受け取られかねません．手術の流れを最初から最後までまず説明し，それが理解できたことを確認してから，合併症や起こりうる事態について箇

条書きで説明します．この方法で誤解はかなり防ぐことができます．

感覚過敏の問題

▷感覚過敏の種類
　○聴覚過敏：特定の音，大きな音
　○視覚過敏：特定の模様など，強い光
　○触覚過敏：肌触り，他人に触れられること
　○その他にも味覚過敏，嗅覚過敏などいろいろ
▷触覚過敏があると診察では
　○こんなときに苦労する
　　→喉をみる，聴診器をあてる，リンパ節を触れる，腹部を診る
　○拒否する，異常にくすぐったがるなどの反応がある
　○抵抗を無視して無理に診察すると次に困る
　○十分に説明する．必要であることを理解させる

　感覚過敏は高機能自閉症の場合，あるいは自閉症の素因をもっているADHDの場合にはしばしばみられます．いくつかの種類がありますが，聴覚過敏では，たとえばタイヤの音，アラームの音など特定の音に対する過敏があったり，大きな音に対して過敏になっていたりすることがあります．それらの音を聞くと，動きが止まってしまったり，場合によってはパニックになってしまったりすることもあります．

　視覚過敏の場合には，たとえば縞模様や格子模様など特定の模様に反応する場合（一部はそれをみて，てんかん発作を起こすこともあります）や，強い光に対して過敏になっていることもあります．過敏となる視覚入力に対して動きが止まったりパニックを起こしたりするのは聴覚の場合と同じです．強い光に対して過敏になっているときに注意しなければいけないのは喉を診るときです．先にライトをつけてしまいますと，強

い光に反応して舌圧子を入れようとしてもうまくいかないことがあります．その場合には先に舌圧子を入れてからライトをつければうまく診ることができます．

　触覚過敏がありますと，肌触りに対する過敏がある場合には，特定の肌触りの衣服しか着ないということもありますし，他人に触られることに関して敏感になっていることもあります．その他にも味覚過敏や嗅覚過敏などがあります．嗅覚過敏では，診察室で消毒液のにおいなどに対して過敏に反応することもあります．

　感覚過敏に対しては，根本的な治療法や対策はないと思います．過敏を起こす状況を把握し，どうすれば支障なく生活できるのかを一緒に考えることになります．

　小児科の診察室で一番困るのは触覚過敏です．触覚過敏があると，診察ではいろいろと苦労します．喉をみる，聴診器をあてる，首をはじめとしたリンパ節をさわる，お腹をさわる．こういったときに拒否したり，異常にくすぐったがったりすることがあります．叱ってみても無駄です．この場合もハンドリングのように手をもって少し落ち着かせることや，そしてやる手順をきちんと話し，何をどうみるのか話をするということが大切です．抵抗を無視していきなり診察しても，看護師さんに押さえてもらっても，次に診察するときには，もっと大変になります．まず診察が必要であることを理解させること，そして我慢すること，うまく我慢すれば褒めてもらえることを理解させることが大切だと思います．

社会生活訓練（SST）

▷社会で暮らしていくために必要なこと
　→日常生活習慣
　→社会の決まりごと
　→対人関係の基礎（あいさつなども）
▷うまくいった経験をつくる，蓄積する
▷褒められる，評価される経験を積む，蓄積する

　社会生活訓練（Social Skills Training：SST）について少しお話しします．社会で暮らしていくために知っておく必要があり，実行できる必要があることを知ったり，できるようになったりするためのトレーニングで，行動療法（Behavior Therapy）の一部として位置づけられていることもあります．自閉症でのABAとの共通点も少なくありません．主として日常生活習慣に関わる問題．あいさつなども含めた対人関係の基礎．それから指示に従い，要求に応えてうまくできたら褒めてもらうなどのことが含まれます．参考図書もいくつかあげてありますので，興味のある方はご覧ください．

　基本は望ましい行動を強化し，実行できるようにすること，望ましくない行動は消去し，しないようにすることです．強化をするためには，うまくいったときに褒めること，小さなご褒美をあげることも含まれます．望ましくない行動を消去するためにどうするか．もちろん体罰などは論外です．期待したご褒美がもらえない，といういわば消極的なペナルティーを勧めています．

　一つの例をあげましょう．前著でも触れましたが有名なファミレス問題です．家族でファミレスにいき，食事をした．出てきたときには子どもはおもちゃを買ってもらって喜んでいた，という課題です．ファミレスでおとなしく食事をして，いうことを聞いていたのでご褒美におもちゃ

を買ってもらった．これは問題ありません．しかしファミレスで暴れた，食事中に騒いだ，うろうろした，だからおもちゃを買っておとなしくさせた．これは望ましくない行動をしてご褒美をもらったことになるのでだめです．次にも騒げばおもちゃを買ってもらえると考えかねません．

　よくみかける光景ですが，あれを買ってあげるから，おとなしく買い物に付き合ってね，ゲームを買ってあげるから宿題をしてね，これらは先にご褒美ですから，期待通りの行動が得られるとは限りません．そして期待通りの行動が得られなかったときには，普通は保護者の怒りの爆発が待っています．行動を変えていくことは，簡単ではありませんが，原則を守ることが大切です．

あいさつ

　発達障害の場合にはあいさつが苦手であることが少なくありません．しかしあいさつをきちんとすることは，子どもだけではなく大人になっても必要なことですから，大きな声ではっきりとあいさつができるようにする，これはSSTの第一歩です．

　ですから診察室に入るときに，私もよくやっていますが，大きな声ではっきりと「こんにちは」ということができれば，それで1ポイントゲットです．ただここで大切なことは，子どもが「こんにちは」と大きな声でいったら，必ずこちらも「こんにちは」と大きな声で返してあげることが大切です．ただ聞いただけで1ポイントでは，次につながりません．ポイントがたまると好きなシールに交換できます．習慣になればシールは不用になります．

　あいさつで気をつけることがあります．相手によって「おはよう」「おはようございます」を使い分けること，あいさつとともに必要によって「おじぎをすること」などが苦手な場合も少なくありません．あいさつをしたのに，相手に失礼だと思われてしまうこともあります．そんな可能

性があるときには，相手によらず「おじぎつきのおはようございます」を教えています．相手が小さい子どもの場合でも，校長先生でも同じあいさつです．時には不自然にみえることもありますが，それで困ることは少ないですし，大人になって社会に出れば問題はありません．

　基本的なあいさつとしては「おはようございます」「こんにちは」「こんばんは」「おやすみなさい」「ありがとうございます」「ごめんなさい」「さようなら」の7つが必要です．

　同じように相手によって敬語を使い分けることもしばしば苦手です．日本語の敬語は特に難しいので，大変です．これも基本的には丁寧語で話すように教えています．使い分けは，うまくいかなくて時々大きな失敗につながることがあるからです．

シールを使う

▷シールは目で確認できる
　→最近の人気筋は，ドラえもん，スーパーマリオ，ポケモン
▷シール獲得を目標にする
▷日記，カレンダー，診察など応用の範囲が広い

　私はシールをよく使っています．診察室に置いてある袋には数十種類のシールが入っています．今一番人気のあるシールはドラえもん，その次はポケモンやスーパーマリオです．ですから，私はシールを売っていると，すぐにみにいく習慣があります．

　視覚的にうまくいったことが確認できますので，使い道がたくさんあります．あとでお話しするカレンダー，3行日記，生活表などに対しても，ご褒美や確認のしるしとしてシールをよく使っています．一つの目標ができたときにシール，いくつかの課題をこなしたり，続けてうまくいったりしたときにはスペシャルシールなど，使い分けています．

カレンダーでチェックをする

▼カレンダー

5月 もくひょう：　　　　　　　　　　　　　　2007

		1	2	3	4	5
6	7	8	9	10	11	12
13	14	15	16	17	18	19
20	21	22	23	24	25	26
27	28	29	30	31		

ごほうび：

　カレンダーにうまくいった日のチェックをすることも効果があります．1か月のカレンダーを掲げましたが，1週間単位で使うことも可能です．うまくいった日には「○」をつけます．簡単なシールを貼っても構いません．ただし，うまくいかなかったから，その日に「×」をつけることは勧められません．あくまで「○」が中心ですし，子どもも「○」が増えていくことで意欲が出ます．1か月で「○」が5個貯まったら，あるいは10個貯まったら，何かに変えることもできます．私は「がまん貯金」と呼んでいますが，マクドナルドにいく，動物園にいく，あとに残るものではなく体験型でいろいろありますね．どうせマクドナルドにも動物園にもいつかいくのであれば，こうしたご褒美に使いましょうということです．それが子どもの自信にもつながりますし，self-esteemも高くします．

　毎日薬を飲む必要がある場合のチェックシートにも使えます．ただ，いつもお話しすることですが，「できて当たり前」と思わないことです．できたら褒める，これが結局は長続きするコツです．

チェックシートを使う

▷今日の診察では
　○最初にあいさつができた
　○おとなしく座っていられた
　○診察で，暴れたりいやがったりしなかった
　○次に来るときのお約束ができた
　○部屋をでるときにあいさつができた
　5項目のうち4項目できたらシールがもらえる

　診察でのチェックシートです．小学校2年生のADHDを抱えた子どものためのものです．5項目のうち，4項目できたらシールがもらえます．できなくてもシールがもらえないだけで，叱られることはありませんが，この子はポケモンカードを集めており，ポケモンのシールがほしいので，一生懸命努力しています．1年くらい続いたときに，私も待っている患者さんが多かったので，シールを渡すのを忘れたことがあります．それでも次の時にも，うまくできていました．そのうちに思い出して，またシールを要求するようにはなりましたが，習慣として根付いてきたことを感じました．この子の場合には，シールを5枚ためると，マクドナルドに連れていってもらえるなど，もっと大きなご褒美があったことも大きかったのかもしれません．このように小さなご褒美を重ねて大きなご褒美に換えることを，行動療法の世界ではトークン・エコノミー（token economy）と呼びます．

3行日記

▷小学校3年生から高校生まで可能
▷まずは1日3行から．年齢に応じて増やす

> ▷ADHDでは決まったことを続けることが苦手
>   →きちんと書くこともしばしば苦手
> ▷高機能自閉症では，事実は書くが感想は苦手
>   →しばしば筆圧，書き順もばらばら
> ▷できないことを責めるのではなく，できたらご褒美
>   →シールが使いやすい

　私がよくつけてもらっている3行日記です．おおむね小学校3年生から高校生ぐらいまで，今では数十人が日記をつけています．最初は1日3行ですが，年齢とともに徐々に量も増えます．小学校1年生からスタートしている子どももいます．

　毎日3行の日記を書き，そして続けることが基本です．ADHDの場合には，決められたことを続けるのが苦手ですし，きちんと書くこともしばしば苦手です．きちんと続け，きちんと書けていたら，受診したときにシールなどのご褒美を出すようにしています．高機能自閉症の場合には，その日にあったこと，すなわち事実は記録のように詳細に書きますが，どう思ったかなど感想を書くことは苦手です．もちろんきちんと書いていれば受診時にご褒美シールはもらえますが，後述のようにステップを少しずつ上げていき，達成したらスペシャルシールに変わります．

表●3行日記のステップ

> ○ステップ1：毎日日記を書く
> ○ステップ2：あったことについてどう思ったか感想を書く
> ○ステップ3：それを読んだらお母さんがどう思うかを書く

　第1ステップは毎日，日記を書くことです．このステップが子どもにもよりますが，3〜6か月です．焦って早くステップを上げることではな

く，習慣にすることが大切です．第2ステップになると，あったことだけではなく，感想が入ります．「今日は何がありました．それが楽しかったです」といったように感想がつけば，褒めてもらえ，シールももらえます．このステップもやはり個人差はありますし，日記を毎日書いていないと進みませんが，大体3〜6か月です．そこがクリアできれば第3ステップになります．ここではあったこと，それに対する感想に加えて，「これを読んで，お母さんはどう思うでしょうか」と，他人の感情を類推する記述が入ります．これはTheory of Mind（心の理論）で，人の気持ちを考えることになりますと，多くの高機能自閉症では不得意だとされていますが，練習をしていくうちに，ほとんどの子どもたちができるようになります．毎日熱心に書いていると早い場合には6か月くらいで第3ステップにたどり着きます．高校生ですと，毎日ノートにぎっしりと1ページ書いている子もいます．小学校4年生までの子で，字をそろえて書くことが苦手，筆圧がばらばらの場合には，罫線ではなく，ます目のノートを使います．この3行日記の利点がもう一つあります．一般的にはADHDや高機能自閉症の場合には二次障害の問題などを抱えていない限り，おおむね4〜6週に一度の受診になります．毎日診ているわけではありませんが，日記をみればその間に何があったか，どういう問題があったかがよくわかり，診察での話に役立てることができます．

表●3行日記の例

A：今日はクリスマスイブだけど野球部がありました．最後の練習は楽しかったです． 　→感想まで書けたのでシールがもらえる B：今日はじゅくでふりかえのテストがありました．でも教室にいたのは6年生1人とぼくだけでした． 　→事実のみで感想なし：シールはもらえない

一つの例を示します．片方は「面白かったです」という感想があったので，ポケモンのシールがもらえましたが，もう一つは事実だけだったので，シールがもらえませんでした．これは小学校3年生の日記ですが，感想を書くことが習慣になると，驚くほど細かく書いてくる子もいます．

表● 「きょうは　なにがあったかな？」カード

> ○きょうは　なにがあったかな
> ○いつ　それをしたかな
> ○だれと　したかな
> ○それでどうなったかな
> ○どうおもったかな

　「きょうはなにがあったかな？」カードは，日記を書くこと自体が慣れていない子どもたち，どのように書いてよいかわからない子どもたちに，日記の前の段階で使います．A4の紙に表の5項目が印刷してあります．そこに1行ずつでも書き入れると，日記ができます．この方法を使えば，小学校1年生でも日記を書き始めることができます．ステップ1だけではなく，ステップ2の内容も入っています．

こんなときどうする

表● 「こんなときどうする？」カード

> ○じぶんでは　どうおもうかな
> ○おともだちは　どうおもうかな
> ○どういうふうにいえば　いいかな
> ○どうすればほめてもらえるかな

「こんなときどうする？」カードも A4 の紙を使っています。これは子どもがしてはいけないことや，問題とされる行動をとったときに書いてもらいます。叱ったりするのではなく，なぜ問題だったかを手と目で確認してもらいます。この紙がきちんと埋まってくるようになると，問題行動は減ってきます。もちろんきちんと埋められたときには，問題行動ではなく，自分で考えて埋めたことを褒めます。
　たとえば腹を立てて，母親を蹴ってしまった場合は，そこに「ママを蹴ってしまった」という一文を私が，あるいは保護者が書きます。それをみながら「じぶんではどうおもうかな？」から始めて，次々に埋めていきます。全部埋まったら，今度からどうすればよいのかを子どもに確認します。それで終わりですが，書いたシートはファイルに入れて，ためるようにお願いしています。もしあとでうまくいかなかったときに，「このときは，こういうふうにできたよ」ということをみせてあげると，子どもの気づきにつながります。

片付けられない

　ADHD を抱える多くの子どもたちにとって「お片づけ」は苦手です。本を出したら出しっぱなし，ズボンを脱いだら脱ぎっぱなしで，部屋中散らかっているということもよくあります。これを解決するための方法の一つです。大人の ADD，ADHD でこの方法を使っている方もいます。
　スーパーなどで商品を入れるために使うバスケットを色違いで 3 つ用意してもらいます。学校から帰ると，ランドセルの中に入っているものを全部出して，たとえば青のバスケットに入れます。スーパーのバスケットは，網目になっていますから，外から何が入っているかみえます。遊んだおもちゃや読んだ本は黄色のバスケットに，脱いだ洋服は黒のバスケットに入れるというルールをつくります。バスケットの中が乱雑でも，とにかくバスケットに入ればお片づけができたと認め，褒めてあげます。

バスケットは多くても3つにしてくださいとお話ししています．数が多いと，分類が面倒になったり，混乱したりすることもあり，うまくいかないようです．色違いのバスケットがなければ色のついたビニールテープを巻いて，「目でみてわかる」ようにしてもらっています．小学校低学年の場合には，最初は1つでも結構です．それがある程度できるようになれば2つにします．

　大切なことは，片付けられなくて叱られたり責められたりしていた子どもが，簡単な手順でその代わりに褒められるということです．それによって「やる気」も出てきます．

SSTで大切なこと

　第2章の目標とすることにも書きましたが，SSTの目標も同じです．できる必要はあるけれどもできないことがある．そのときにどうするか，どうすれば叱ったり責めたりしないでそれができるようになるのか．褒めながらできるようにする方法はないものか．

　大切なことはできないことに目を奪われないことですし，できることを評価することです．そしてスモールステップのお話もしましたが，一度にまとめてではなく，小分けにして少しずつできる部分を増やしていくことです．そうすれば未来は少しずつ明るいものになりますと，保護者の方や大人の当事者の方にはお話ししています．

　子どもに限らず，自分が誰かに嫌われていると感じたら，その人に好意を抱くでしょうか，その人のいうことを聞こうと思うでしょうか．そんなことはありません．SSTにおいても，技術的なことだけではなく，最も大切なことは「嫌いにならない」「好きでいる」ということです．それがなければ信頼関係もできませんし，SSTもうまくいきません．

あとがき

　障害を抱えた子どもたちと向き合うようになってから30年余りの日々が流れました．初めのころは身体障害や，てんかん，脳炎などの中枢神経感染症やその後遺症などの診療が中心でしたが，特に最近の10年間はこころの問題や，発達障害を抱えた子どもたちと向き合うことが多くなっています．大人の高機能自閉症の方たちも，対応可能な社会資源がとても乏しいために，私のところに来られる方も増えています．

　30年前と比べて，発達障害の概念も大きく変わり，そして原因は明らかではありませんが，その数も増えているように感じられます．乳幼児健診をしていても，以前は例えば3歳児健診では数百人に1人が疑われるかどうかであった自閉症を含む発達障害も，今では数％の子どもたちが発達障害を抱えているのでは，と感じられることもあります．

　これだけ発達障害がありふれた障害になってくると，小児科や児童精神科だけではなく，耳鼻科や眼科，外科などでも子どもを診るときには発達障害への理解が必要になってきます．時に耳鼻科や外科の先生から相談を受けることもあります．そのような状況から，子どもを診る医師に知っていただきたいことを中心に本書をまとめました．最初は発達障害の子どもたちが大人になったときにどうしているかという内容で，雑誌「小児科」への原稿を依頼されたのですが，いろいろと考えているうちに1冊の本になりました．編集部の岩城涼子さん，森崇さん，福村直樹さんには大変お世話になりました．

　実は本書を執筆中に，何の気なしに自分で検査を依頼したところ，腫瘍が見つかりました．放っておくわけにもいかないので，専門医に相談し，入院，手術となりましたが，幸いにして転移もなく，きれいに切除

あとがき

　することができました．2週間の入院とその後の自宅療養の中で本書を書き上げましたが，自分が医師ではなく，患者さんの立場に立ったことが，本書の中でも発達障害に対する思いの部分には影響したかもしれません．

　私も20年前には脳の画像処理や機能検査など，脳科学の領域の仕事をしていました．現在は研究手段が使えないという問題もあり，発達障害についても脳科学からのアプローチにはとても興味はありますが，脳科学の世界からは距離ができてしまいました．日々の診療や相談では，発達障害を抱えた子どもたち，大人たちとの対応に追われています．発達障害には根本的な治療は今のところありませんし，原因もよくわかっていません．遺伝子などを含めて，もし原因が明らかになったとしても，現在，発達障害による社会的困難を抱えている方々には，それらはおそらく役に立ちません．必要とされるのはどのようにして社会的困難を軽減するか，どのようにして将来像を描き，将来予想される困難に今から対応を考えるかということが中心になります．そのように考え，そして実際に接している発達障害を抱えている方々を頭に浮かべ，そして思いを込めて本書をまとめました．

　理解しようとすること，尊重すること，それらの流れの中で，発達障害を抱える子どもたち，大人たちから教えられたことは少なくありません．同じ社会の中で生活しているという感覚を大切にしながら，これからも発達障害の診療や相談，支援に関わっていこうと考えております．
　文末になりますが，本書の原稿についてご意見をいただいた小児科医の藤田靖子先生，吉村公一先生，下郷幸子先生，校正をお手伝いいただいた臨床心理士の公平絵里さんにこの場をお借りして御礼申し上げます．

参考図書

【発達障害全般およびその関連】
- 発達障害の理解と対応．平岩幹男編著，中山書店，2008
- みんなに知ってもらいたい発達障害．平岩幹男，診断と治療社，2007
- 幼稚園・保育園での発達障害の考え方と対応．平岩幹男，少年写真新聞社，2008
- 地域保健活動のための発達障害の知識と対応：ライフサイクルを通じた支援に向けて．平岩幹男，医学書院，2008
- いまどきの思春期問題：子どものこころと行動を理解する．平岩幹男，大修館書店，2008
- エブリペアレント：読んで使える「前向き子育て」ガイド．マシューRサンダース．（柳川敏彦・加藤則子監訳），明石書店，2006
- ADHD，LD，HFPDD，軽度MR児　保健指導マニュアル―ちょっと気になる子どもたちへの贈り物．小枝達也編著，診断と治療社，2002
- 小枝達也：軽度発達障害児に対する気づきと支援のマニュアル．「軽度発達障害児の発見と対応システムおよびそのマニュアル開発に関する研究」，平成18年度厚生労働科学研究報告書，2007
- 高機能自閉症・アスペルガー障害・ADHD・LDの子のSSTの進め方　特別支援教育のためのソーシャルスキルトレーニング（SST）．田中和代，岩佐亜紀，黎明書房，2008
- LD・ADHD・高機能自閉症のある子の友だちづくり．リチャード・ラヴォイ（門脇陽子訳），明石書店，2007
- 脳科学と発達障害．榊原洋一，中央法規出版，2007
- LD・ADHDへのソーシャルスキルトレーニング．小貫悟，名越斉子，三和彩，日本文化科学社，2004
- 発達障害がある子どものための　おうちでできる学校準備．道城裕貴，寺口雅美，株式会社 Kid's Power，
- 発達障害といじめ．キャロル・グレイ（服巻智子訳），クリエイツかもがわ，2008
- 新・絵カードで遊ぼう．村石昭三，斎藤二三子，小谷隆真，鈴木出版，2001

【ADHD関連】
- ADHDのすべて．ラッセル　A．バークレー著（海輪由香子訳），ヴォイス，2000

- AD/HD 児へのペアレント・トレーニングガイドブック．岩坂英巳，中田洋二郎，井澗知美編著，じほう，2004
- 読んで学べる ADHD のペアレントトレーニング．シンシア・ウィッタム著（上林靖子ほか訳），明石書店，2002
- AD/HD，LD がある子どもを育てる本．月森久江監修，講談社，2008

【(高機能) 自閉症関連】
- 自閉症のすべてがわかる本．佐々木正美監修，講談社，2006
- アスペルガー症候群・高機能自閉症の子どもを育てる本．佐々木正美監修，講談社，2008
- 講座自閉症療育ハンドブック．佐々木正美，学習研究社，1993
- TEACCH ビジュアル図鑑：自閉症児のための絵で見る構造化．佐々木正美監修，学習研究社，2004
- TEACCH とは何か．ゲーリー・メジボウ，ビクトリア・シェア，エリック・ショプラー編著，服巻智子，服巻繁訳，エンパワメント研究所，2007
- 自閉症スペクトル―親と専門家のためのガイドブック．ローナ・ウィング（久保紘章，佐々木正美，清水康夫監訳），東京書籍，1998
- ガイドブック・アスペルガー症候群．トニー・アトウッド（冨田真紀，内山登紀夫，鈴木正子訳），東京書籍，1999
- アスペルガー症候群（高機能自閉症）のすべてがわかる本．佐々木正美監修，講談社，2007
- 自閉症への ABA 入門．シーラ・リッチマン著（井上雅彦，奥田健次監訳），東京書籍，2003
- つみき BOOK．藤坂龍司，NPO 法人つみきの会，2004
- ソーシャルスキルプログラム．モーリーン・アーロンズ，テッサ・ギトゥンズ著（飯塚直美訳），スペクトラム出版社，2005
- RDI「対人関係発達指導法」．スティーブン E.，ガットステイン著（杉山登志郎，小野次朗監修，足立佳美監訳），クリエイツかもがわ，2006
- 僕には数字が風景に見える．ダニエル・タメット著（古屋美登里訳），講談社，2007
- 高機能自閉症：誕生から就職まで．内藤祥子，ぶどう社，2008
- 自閉症とマインド・ブラインドネス．サイモン・バロン＝コーエン（長野敬ほか訳），青土社，1997

- 自閉症スペクトラム．橋本俊顕編著，診断と治療社，2008
- 自閉症児と絵カードでコミュニケーション．アンディ・ボンディ，ロリ・フロスト 園山繁樹，竹内康二訳，二瓶社，2006
- ママがする自閉症児の家庭療育．海野健．HACの会，2008

【学習障害】
- LD（学習障害）のすべてがわかる本．上野一彦監修，講談社，2007
- 学習障害（LD）及びその周辺の子どもたち．尾崎洋一郎ほか著，同成社，2000

【その他】
- 乳幼児健診ハンドブック．平岩幹男，診断と治療社，2006
- DSM-Ⅳ-TR 精神疾患の分類と診断の手引．米国精神医学会編（高橋三郎他訳），医学書院，2003
- 就学時健診を考える．小笠 毅，岩波書店，1998
- 健診とことばの相談．中川信子，ぶどう社，1998
- 子どもと若者のための認知行動療法ガイドブック．ポール・スタラード　下山晴彦訳，金剛出版，2008

参考論文

- 小枝達也：注意欠陥/多動性障害と学習障害の早期発見について，脳と発達 37：145-149, 2005
- Reiersen AM, Todd RD：Co-occurrence of ADHD and autism spectrum disorders：phenometry and treatment. Expert Rev Neurother 8：657-669, 2008
- Ronald A, Happe F, Price TS et al.：Phenotypic and genetic overlap between autistic traits at the extremes of the general population. J Am Acad Child Adolesc Psychiatry 45：1206-1214, 2006
- Muhle R, Trentacoste SV, Rapin I：The genetics of autism. Pediatrics 113：472-86, 2004
- de Bruin EI, Verheiji F, Ferdinand RF：WISC-R subtest but no overall VIQ-PIQ difference in Dutch children with PDD-NOS. J Abnorm Child Psychol. 34：263-271, 2006
- Kawamura Y, Takahashi O, Ishii T：Reevaluating the incidence of pervasive developmental disorders；Impact of elevated rates of detection through implementation of an integrated system of screening in Toyota, Japan. Psychiatr Clin Neurosci 62：152-159, 2008
- Cohen H, Amerine-Dickens M, Smith T：Early intensive behavioral treatment. Develop Behavi Pediatr 27：S145-155, 2006
- Myers SM：Management of children with autism spectrum. Pediatr 120：1162-1182, 2007

資料　診断基準

自閉性障害のDSM-Ⅳ-TRによる診断基準（高橋三郎他訳，医学書院：参考図書）

A．(1) (2) (3) から合計6つ（またはそれ以上），うち少なくとも(1)から2つ，(2)と(3)から1つずつの項目を含む．

(1) 対人的相互反応における質的な障害で，以下の少なくとも2つによって明らかになる．

　a．目と目で見つめ合う，顔の表情，体の姿勢，身振りなど対人的相互反応を調節する多彩な非言語的行動の使用の著明な障害

　b．発達の水準に相応した仲間関係をつくることの失敗

　c．楽しみ，興味，達成感を他人と分かち合うことを自発的に求めることの欠如（例：興味のある物をみせる，もってくる，指差すことの欠如）

　d．対人的または情緒的相互性の欠如

(2) 以下のうち少なくとも1つによって示されるコミュニケーションの質的な障害

　a．話し言葉の発達の遅れまたは完全な欠如（身振りや物まねのような代わりのコミュニケーションの仕方により補おうという努力を伴わない）

　b．十分会話のある者では，他人と会話を開始し継続する能力の著明な障害

　c．常同的で反復的な言語の使用または独特な言語

　d．発達水準に相応した，変化にとんだ自発的なごっこ遊びや社会性をもった物まね遊びの欠如

(3) 行動，興味，および活動の限定された反復的で常同的な様式で，以下の少なくとも1つによって明らかになる

　a．強度または対象において異常なほど，常同的で限定された型の1つまたはいくつかの興味だけに熱中すること

　b．特定の機能的でない習慣や儀式にかたくなにこだわるのが明らかである

　c．常同的で反復的な衒奇的運動（例：手や指をばたばたさせたりねじ曲げる，または複雑な全身の動き）

　d．物体の一部に持続的に熱中する

B．3歳以前に始まる．以下の領域の少なくとも1つにおける機能の遅れまたは異常

(1) 対人的相互反応，(2) 対人的コミュニケーションに用いられる言語，または

(3) 象徴的または想像的遊び
C．この障害はレット障害または小児期崩壊性障害ではうまく説明されない

アスペルガー障害のDSM-Ⅳ-TRによる診断基準（高橋三郎他訳，医学書院：参考図書）
A．以下のうち少なくとも2つにより示される対人的相互作用の質的な障害：
  (1) 目と目で見つめ合う，顔の表情，体の姿勢，身振りなど，対人的相互反応を調節する多彩な非言語的行動の使用の著明な障害
  (2) 発達の水準に相応した仲間関係をつくることの失敗
  (3) 楽しみ，興味，達成感を他人と分かち合うことを自発的に求めることの欠如（例：他の人達に興味のあるものをみせる，もってくる，指差すなどをしない）
  (4) 対人的または情緒的相互性の欠如
B．行動，興味および活動の，限定的，反復的，常同的な様式で，以下の少なくとも1つによって明らかとなる．
  (1) その強度または対象において異常なほど，常同的で限定された型の1つまたはそれ以上の興味だけに熱中すること
  (2) 特定の，機能的でない習慣や儀式にかたくなにこだわるのが明らかである
  (3) 常同的で反復的な衒奇（げんき）的運動（例：手や指をぱたぱたさせたり，ねじ曲げる，または複雑な全身の動き）
  (4) 物体の一部に持続的に熱中する
C．その障害は社会的，職業的，または他の重要な領域における機能の臨床的に著しい障害を引き起こしている．
D．臨床的に著しい言語の遅れがない（例：2歳までに単語を用い，3歳までにコミュニケーション的な句を用いる）．
E．認知の発達，年齢に相応した自己管理能力，（対人関係以外の）適応行動，および小児期における環境への好奇心などについて臨床的に明らかな遅れがない．
F．他の特定の広汎性発達障害または統合失調症の基準を満たさない．

高機能自閉症の診断基準（著者の考え）
A．以下のうち少なくとも3つにより示される非言語的コミュニケーションを中心とした障害がある．
  (1) 表情，身振り手振り，視線を合わせるなど場面に応じた理解など非言語的行動の理解に障害がある．

(2) 同じ年齢あるいは発達水準に応じた友だち関係をつくることが苦手である．
(3) 感情を他人と共有することや他人の感情を類推することの障害がある．
(4) 比喩や抽象的概念を理解することの障害がある．
B．明らかな言語の理解や使用の障害はないことが多い
C．明らかな精神遅滞を伴わない
D．その障害は社会的生活での障害を引き起こしている．
E．統合失調症などその他の精神疾患が除外される

ADHDのDSM-IV-TRによる診断基準（高橋三郎他訳，医学書院：参考図書）
A．(1) か (2) のどちらか．
(1) 以下の不注意の症状のうち6つ（またはそれ以上）が少なくとも6か月間持続したことがあり，その程度は不適応的で，発達の水準に相応しないもの．
（不注意）
(a) 学業，仕事またはその他の活動において，しばしば綿密に注意することができない，または不注意な間違いをする．
(b) 課題または遊びの活動で注意を集中し続けることがしばしば困難である．
(c) 直接話しかけられた時にしばしば聞いていないようにみえる．
(d) しばしば指示に従えず，学業，用事，または職場での義務をやり遂げることができない（反抗的な行動，または指示を理解できないためではなく）．
(e) 課題や活動を順序だてることがしばしば困難である．
(f) （学業や宿題のような）精神的努力の持続を要する課題に従事することをしばしば避ける，嫌う，またはいやいや行う．
(g) 課題や活動に必要なもの（例：おもちゃ，学校の宿題，鉛筆，本，または道具）をしばしばなくしてしまう．
(h) しばしば外からの刺激によってすぐ気が散ってしまう．
(i) しばしば日々の活動で忘れっぽい．
(2) 以下の多動性―衝動性の症状のうち6つ（またはそれ以上）が少なくとも6か月間持続したことがあり，その程度は不適応的で発達水準に相応しない．
（多動性）
(a) しばしば手足をそわそわと動かし，またはいすの上でももじもじする．
(b) しばしば教室や，その他，座っていることを要求される状況で席を離れる．
(c) しばしば，不適切な状況で，余計に走り回ったり高い所へ上ったりする（青年または成人では落ち着かない感じの自覚のみに限られるかもしれない）．

(d) しばしば静かに遊んだり余暇活動につくことができない．
(e) しばしば"じっとしていない"，または，まるで"エンジンで動かされるように"行動する．
(f) しばしばしゃべりすぎる．

（衝動性）
(g) しばしば質問が終わる前に出し抜けに答え始めてしまう．
(h) しばしば順番を待つことが困難である．
(i) しばしば他人を妨害し，邪魔する（例：会話やゲームに干渉する）．

B．多動性―衝動性または不注意の症状の幾つかが7歳未満に存在し，障害を引き起こしている．
C．これらの症状による障害が2つ以上の状況（例：学校（または職場）と家庭）において存在する．
D．社会的，学業的または職業的機能において，臨床的に著しい障害が存在するという明確な証拠が存在しなければならない．
E．その症状は広汎性発達障害，統合失調症，または他の精神病性障害の経過中にのみ起こるものではなく，他の精神疾患（例：気分障害，不安障害，解離性障害，またはパーソナリティ障害）ではうまく説明されない．

反抗挑戦性障害（ODD）の診断基準（DSM-Ⅳ-TR）（高橋三郎他訳，医学書院：参考図書）

A．少なくとも6カ月間持続する拒絶的，反抗的，挑戦的な行動様式で，以下のうち4つ（またはそれ以上）が存在する．
  (1) しばしばかんしゃくを起こす．
  (2) しばしば大人と口論をする．
  (3) しばしば大人の要求，または規則に従うことを積極的に反抗または拒否する．
  (4) しばしば故意に他人をいらだたせる．
  (5) しばしば自分の失敗，不作法を他人のせいにする．
  (6) しばしば神経過敏または他人によって容易にいらだつ．
  (7) しばしば怒り，腹をたてる．
  (8) しばしば意地悪で執念深い．
  ＊その問題行動が，その対象年齢および発達水準の人に普通に認められるよりも頻繁に起こる場合にのみ，基準が満たされたとみなすこと．
B．その行動上の障害は，社会的，学業的，職業的機能に臨床的に著しい障害を引

き起こしている．
C．その行動上の障害は，精神病性障害または気分障害の経過中にのみ起こるものではない．
D．行為障害の基準を満たさず，またその者が18歳以上の場合，反社会性パーソナリティ障害の基準は満たさない．

行為障害（CD）の診断基準（DSM-Ⅳ-TR）（高橋三郎他訳，医学書院：参考図書）
A．他者の基本的人権または年齢相応の主要な社会的規範または規則を侵害することが反復し持続する行動様式で，以下の基準の3つ（またはそれ以上）が過去12か月の間に存在し，基準の少なくとも1つは過去6か月の間に存在したことによって明らかとなる．
（人や動物に対する攻撃性）
(1) しばしば他人をいじめ，脅迫し，威嚇する．
(2) しばしば取っ組み合いの喧嘩を始める．
(3) 他人に重大な身体的危害を与えるような武器を使用したことがある（例：バット，煉瓦，割れた瓶，ナイフ，銃）．
(4) 人に対して残酷な身体的暴力を加えたことがある．
(5) 動物に対して残酷な身体的暴力を加えたことがある．
(6) 被害者に面前での盗みをしたことがある（例：人に襲いかかる強盗，ひったくり，強奪，武器を使っての強盗）．
(7) 性行為を強いたことがある．
（所有物の破壊）
(8) 重大な損害を与えるために故意に放火したことがある．
(9) 故意に他人の所有物を破壊したことがある（放火以外で）．
（嘘をつくことや窃盗）
(10) 他人の住居，建造物または車に侵入したことがある．
(11) 物や好意を得たり，または義務をのがれるためにしばしば嘘をつく（すなわち，他人を"だます"）．
(12) 被害者の面前ではなく，多少価値のある物品を盗んだことがある（例：万引き，ただし破壊や侵入のないもの；偽造）．
（重大な規則違反）
(13) 親の禁止にもかかわらず，しばしば夜遅く外出する行為が13歳以前から始まる．

（14）親または親代わりの人の家に住み，一晩中，家を空けたことが少なくとも2回あった（または，長期にわたって家に帰らないことが1回）．
（15）しばしば学校を怠ける行為が13歳以前から始まる．
B．この行動の障害が臨床的に著しい社会的，学業的，または職業的機能の障害を引き起こしている．
C．そのものが18歳以上の場合，反社会性人パーソナリティ障害の基準を満たさない．

強迫性障害の診断基準（DSM-Ⅳ-TR）（高橋三郎他訳，医学書院：参考図書）
A．強迫観念または強迫行為のどちらか
（1）（2）（3）および（4）によって定義される強迫観念：
　（1）反復的，持続的な思考，衝動，または心像であり，それは障害の期間の一時期には，侵入的で不適切なものとして体験されており，強い不安や苦痛を引き起こす
　（2）その思考，衝動または心像は，単に現実生活の問題についての過剰な心配ではない
　（3）その人は，この思考，衝動または心像を無視したり抑制したり，または何か他の思考または行為によって中和しようと試みる
　（4）その人は，その強迫的な思考，衝動または心像が（思考吹入の場合のように外部から強制されたものではなく）自分自身の心の産物であると認識している
（1）および（2）によって定義される強迫行為：
　（1）反復行動（例：手を洗う，順番に並べる，確認する）または心の中の行為（例：祈る，数を数える，声に出さずに言葉を繰り返す）であり，その人は強迫観念に反応して，または厳密に適用しなくてはならない規則に従って，それを行なうよう駆り立てられていると感じている
　（2）その行動や心の中の行為は，苦痛を予防したり，緩和したり，または何か恐ろしい出来事や状況を避けることを目的にしている．しかし，この行動や心の中の行為は，それによって中和したり予防しようとしていることとは現実的関連を持っていないし，または明らかに過剰である
B．この障害の経過のある時点で，その穂とは，その強迫観念または強迫行為が過剰である．または不合理であると認識したことがある．注：これは子どもには適用されない
C．強迫観念または強迫行為は，強い苦痛を生じ，時間を浪費させ（1日1時間以

上かかる），またはその人の正常な毎日の生活習慣，職業（または学業）機能，または日常の社会的活動，他者との人間関係を著明に障害している
D．他のⅠ軸の障害が存在している場合，強迫観念または強迫行為の内容がそれに限定されていない（例：摂食障害が存在する場合の食物へのとらわれ，抜毛癖が存在している場合の抜毛，身体醜形障害が存在している場合の外見についての心配，物質使用障害が存在している場合の薬物へのとらわれ，心気症が存在している場合の重篤な病気にかかっているというとらわれ，性嗜好異常が存在している場合の性的な衝動または空想へのとらわれ，または大うつ病障害が存在している場合の罪悪感の反復思考）．
E．その障害は，物質（例：乱用薬物，投薬）または一般身体疾患の直接的な生理学的作用によるものではない．

【著者プロフィール】

平岩幹男（ひらいわみきお）
医学博士，小児科専門医，日本小児保健協会理事，日本小児科学会監事
Rabbit Developmental Research 代表，東京大学医学部小児科非常勤講師
独立行政法人国立成育医療研究センター理事
啓明会中島病院付属なかじまクリニック発達外来

1976 年	東京大学医学部卒業，同年　三井記念病院
1978 年	帝京大学小児科　1989 年　同・講師
1992 年	戸田市立健康管理センター母子保健課長
2001 年	第 25 回母子保健奨励賞，毎日新聞社賞受賞　皇居参内
2002 年	戸田市立医療保健センター（改称）参事
2004 年	ふるさとづくり振興奨励賞受賞
2006 年	「乳幼児健診ハンドブック」（診断と治療社）を上梓
2007 年	office21kitatoda（Rabbit Developmental Research に改称）を開設
	「みんなに知ってもらいたい発達障害」（診断と治療社）を上梓
2008 年	「幼稚園・保育園での発達障害の考え方と対応」（少年写真新聞社），
	「いまどきの思春期問題：子どものこころと行動を理解する」（大修館），
	「地域保健活動のための発達障害の知識と対応」（医学書院）を上梓

連絡先：〒335-0021　戸田市新曽 2186-1-506
　　　　Rabbit Developmental Research
　　　　ホームページ：http://office21.life.coocan.jp/

索引

あ

あいさつ　*163*
悪性症候群　*135*
扱いにくさ　*117*
アメリカ小児科学会　*42*
アルバイト　*82*
いじめ　*77*，*106*
依存性　*135*
1歳6か月健診　*117*
遺伝子　*22*
医療用カード　*149*
ヴァレリン　*141*
うつ病　*78*
絵カード　*56*
エリスパン　*141*
応用行動分析　*54*
太田ステージ　*57*
お片づけ　*170*
怒る　*155*
折れ線型自閉症　*46*
音声模倣　*56*

か

学業不振　*79*
学習障害　*17*，*94*
学童保育　*106*
学級崩壊　*132*
学校教育法　*127*
学校健診　*12*
カレンダー　*165*
感覚過敏　*160*
感覚統合療法　*59*
環境設定　*54*
環境要因　*25*
感情移入　*142*
喫煙　*26*
希望系　*156*
強化子　*55*
教科書バリアフリー法　*98*
共感　*142*
行飛び　*97*，*99*
強迫性障害　*85*，*89*
キレート　*52*，*79*
禁止系　*156*
クレーン現象　*16*，*48*
軽度発達障害　*9*
言語性IQ　*31*
行為障害　*88*
高機能自閉症　*17*，*70*，*124*
構造化　*53*
公的健診　*113*
高等教育　*101*
行動療法　*162*
広汎性発達障害　*41*，*42*
告知　*34*，*108*
心の理論　*168*
5歳児健診　*121*

個人差　*3*
個別教育プログラム　*100, 106*
個別療育　*62*
コミュニケーション能力　*23*
混合型　*84*
コンサータ　*91, 134*
コンピュータ関連　*81*
コンピュータゲーム　*87*

さ

サインボード　*148*
3行日記　*167*
3歳児健診　*120*
算数障害　*94, 96*
シール　*164*
ジェイゾロフト　*138*
視覚過敏　*160*
視覚構造化　*148*
視覚入力　*147*
叱る　*155*
自己コントロール　*18*
事前協議　*130*
児童デイサービス　*55*
児童福祉法　*62*
自閉症　*40, 43, 48*
自閉症スペクトラム障害　*41, 42, 69*
社会資源　*28*
社会生活訓練　*36, 107, 123, 133, 162*
社会的欲求　*119*
社会不安障害　*22*
就学時健診　*126*
就学指導　*126, 129*
集団対応　*54*

集団療育　*62*
集中力　*76*
受容　*33*
障害者自立支援法　*12, 13*
小学校入学　*103*
常同行動　*16*
小児期崩壊性障害　*46*
将来目標　*109*
職業選択　*109*
書字表出障害　*94, 96*
触覚過敏　*161*
初等教育　*3*
水銀　*25, 52, 79*
ストップカード　*148*
ストラテラ　*92, 136*
砂時計　*152*
スモールステップ　*144*
セレニカ　*141*
セロトニン症候群　*139*
全検査IQ　*31*
先天性甲状腺機能低下症　*29*
双極性障害　*78, 138, 140*
操作的診断　*15*
操作的診断基準　*51*
ソラナックス　*141*

た

ダイオキシン　*26*
第2の高機能自閉症　*73*
タイムアウト　*151*
多動・衝動型　*84*
タンデム　*93*
チェックシート　*165*
知覚過敏　*147*

チック　*90*
知的障害　*46*
遅発性ジスキネジア　*140*
注意欠陥・多動性障害　*83*
注意欠如　*83*
聴覚過敏　*147*
聴覚入力　*147*
通級　*105*
通級指導教室　*105*
通常学級　*20, 129*
つみきの会　*55*
テグレトール　*141*
デパケン　*141*
デプロメール　*137*
テレスミン　*141*
てんかん　*77, 91*
動作性 IQ　*31*
動作模倣　*56*
読字障害　*94, 96*
特殊ルーペ　*99*
特別支援学級　*20, 129*
特別支援学校　*20, 129*
特別支援教育　*12, 104*

な

難聴　*46*
二次健診　*128*
二次障害　*107*
日常診療　*5*
日本精神薄弱研究協会　*1*
日本トゥレット協会　*90*
乳幼児健診　*113*
ノイズ　*19*
脳性マヒ　*29*

は

パキシル　*138*
発達指数　*64*
発達障害　*9*
発達障害学会　*1*
発達障害者支援センター　*11*
発達障害者支援法　*10*
発達性協調運動障害　*72, 90*
発達の偏り　*9*
パニック障害　*78*
反抗挑戦性障害　*88*
ハンドリング　*150*
ひきこもり　*77*
非言語的コミュニケーション　*47, 70, 114*
非言語的なコミュニケーション　*19*
ビスフェノール　*26*
表出性言語遅滞　*47*
表情カード　*155*
広場恐怖　*78*
不注意型　*84*
不登校　*77*
並行処理　*54*
並列処理　*158*
保育園　*102*
母子保健法　*113*
補助教員　*105*

ま

マイ・ルール　*81*
命令系　*156*

188

索　引

や
様子をみましょう　5
幼稚園　102
予期不安　78, 89

ら
リスパダール　139
リタリン　134
療育　66
ルボックス　137
6歳臼歯　122

わ
ワーキングメモリ　24

A
ABA　54, 57
ADD　88
ADHD　14, 17, 83, 125
AQ　50
Asperger 症候群　67
atomoxetine　92
Atomoxetine　136
AV 機器　26

C
CARS　49
catatonia　79
Category　14, 24, 60

C
CBT　58
CCQ　153
CD　88
CHAT　49
CHAT-J　49
Core　14, 24, 60

D
DAISY　98
DBD マーチ　88
DCD　72, 90
developmental disability　1
DSM-Ⅳ-TR　51

E
EIBI　54
eye contact　146

G
Grey zone　14, 24, 60

H
HAC　56

I
ICD-10　16
IEP　100, 106

189

K

K-abc *31*
Kanner *43*
Kawamura *70*
key age *111*

L

Lorna Wing *44, 68*

M

M-CHAT *49, 116*
methylphenidate *91*
Methylphenidate *133*

O

ODD *88*

P

PARS *49*
PECS *56*
Portage プログラム *59*
prompt *55*

R

Rain Man *68*

RDI *58*
respect *142, 150*
Risperidone *139*
Road Map *111*

S

Savan 症候群 *68*
self-esteem *18, 34, 36, 37, 80, 86, 88, 92, 98, 107, 121, 148*
small step *55*
SSRI *137*
SST *58, 107, 123, 133, 162, 171*

T

TEACCH *53, 57*
token economy *166*
Tourette 障害 *90*
Tourette 症候群 *135*

W

WISC Ⅲ *31*

発達障害 子どもを診る医師に知っておいてほしいこと

定価（本体 2,800 円＋税）

2009 年 9 月 30 日	第 1 版第 1 刷発行	
2010 年 9 月 20 日	第 2 刷発行	
2012 年 6 月 25 日	第 3 刷発行	

著　者　平岩（ひらいわ）　幹男（みきお）

発行者　古谷　純朗

発行所　金原出版株式会社

〒113-8687　東京都文京区湯島 2-31-14
電話　編集　（03）3811-7162
　　　営業　（03）3811-7184
FAX　　　　（03）3813-0288　　Ⓒ 2009
振替口座　　00120-4-151494　　検印省略
http://www.kanehara-shuppan.co.jp/　　*Printed in Japan*

印刷・製本／三報社印刷㈱　　ISBN978-4-307-17059-8

JCOPY ＜（社）出版者著作権管理機構　委託出版物＞

本書の無断複写は著作権法上での例外を除き禁じられています。複写される場合は、そのつど事前に、（社）出版者著作権管理機構（電話 03-3513-6969、FAX 03-3513-6979、e-mail:info@jcopy.or.jp）の許諾を得てください。

小社は捺印または貼付紙をもって定価を変更致しません。
乱丁、落丁のものはお買上げ書店または小社にてお取り替え致します。

ワクチン後進国・日本に警報を鳴らす!! 最新・最高の読める啓蒙書!!

ワクチンと予防接種の全て
見直されるその威力

著 大谷　明 国立感染症研究所名誉所員
　 三瀬　勝利 (独)医薬品医療機器総合機構顧問

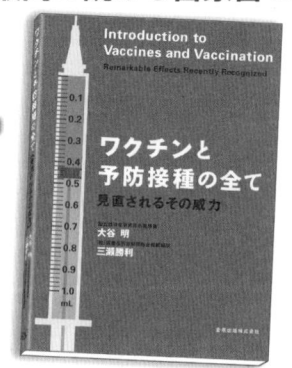

B5判 224頁 34図　定価4,725円(本体4,500円+税5%)　ISBN978-4-307-17058-1

本書は病原微生物学の紹介を兼ねたワクチン全体の解説書です。できるだけ平易な説明をすることに心がけています。感染症を専門にする医療関係者には常識的と思われるところも少なくありませんが、できる限り多くの人々にワクチンの重要性を認識して欲しいと考え、初歩から書き起こしています。その点はお許し願いたいのです。また、少し専門的と思われる箇所は「コラム」で説明しました。コラムは興味がなければ、読み飛ばされても結構です。既に一般向けのワクチン関係の本は何冊も刊行されていますが、それらはワクチン接種を行う医療関係者向けの実用書か、子供に予防接種を受けさせる保護者向けの説明書です。ワクチンに関する全体的な解説書がないことが、ワクチンに対する誤解を助長していると思います。本書を読まれることによって、多くの方々にワクチンに関する理解と関心が得られれば、それは我々にとって大きな喜びです。

主な内容　ワクチンと予防接種のあらまし ーワクチン概論ー　ワクチンの歴史／ワクチンの光と影／ワクチンという名の医薬品　いろいろなワクチン ーワクチン各論ー　我が国で使われているワクチン／海外渡航時に使われるワクチン（トラベラーズワクチン）／近く導入されるかも知れないワクチン／新興感染症用ワクチンとバイオテロ用ワクチン／将来のワクチン／抗毒素抗体と免疫グロブリン製剤　予防接種時の注意とワクチン関連の法令　予防接種時の注意事項／予防接種関連の法規制　予防接種に関する質問(Q)と回答(A)
参考文献　後記　付 予防接種間違い防止の手引き　索引

コラム　副作用と副反応／感染症と伝染病／炭疽菌／天然痘ワクチンの本体は牛痘ウイルスではなかった！／ワクチンの効果は特異的／細菌とウイルスの間／恐怖の新型(H5N1型)インフルエンザ／抗生物質, 抗菌薬, 抗ウイルス薬, 及び抗真菌薬の違い／リスク(risk)とは何か／対症療法／細菌における遺伝子受け渡し機構／様々な多剤耐性菌／ワクチンなどの医薬品審査の概要／BSEとプリオン対策／定期接種ワクチンとしての日本脳炎ワクチンの取り扱い／『予防接種法』による定期接種ワクチンの接種費用負担／液性免疫と細胞性免疫／外毒素と内毒素／アジュバントの役割／ウイルスを増やすための孵化鶏卵／学童へのツベルクリンとBCG接種を廃止した理由／粟粒結核（ぞくりゅうけっかく）／ほか

2009・7

金原出版　〒113-8687 東京都文京区湯島2-31-14　TEL03-3811-7184（営業部直通）FAX03-3813-0288
振替00120-4-151494　ホームページ http://www.kanehara-shuppan.co.jp/